Im Knaur Taschenbuch Verlag sind bereits folgende Bücher des Autors erschienen:
Die heilsame Leber- und Gallenreinigung
Gesunder Darm, gesundes Leben

Über den Autor:
Joachim Bernd Vollmer ist Naturwissenschaftler und Heilpraktiker mit über 30-jähriger Erfahrung. Bis zu einem schweren Unfall behandelte er in eigener Praxis erfolgreich Patienten, die als unheilbar oder »therapieresistent« bezeichnet wurden. Bekannt geworden ist er auch durch die von ihm weiterentwickelte Neurodermitistherapie (Schwedler-Vollmer-Methode). Heute lebt er mit seiner Familie auf den Kanarischen Inseln, wo er ein weiterhin sehr gefragter, naturheilkundlich orientierter Spezialist ist. Seine fundierten Kenntnisse über die menschliche Gesundheit gibt er in Fachartikeln, Vorträgen, Ausbildungen und Büchern weiter.

Joachim Bernd
Vollmer

Neurodermitis
natürlich
heilen

Mit der bewährten
Schwedler-Vollmer-Methode

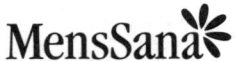

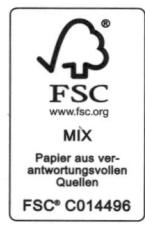

Aktualisierte Neuausgabe Juli 2012
© 2012 Knaur Taschenbuch
Ein Unternehmen der Droemerschen Verlagsanstalt
Th. Knaur Nachf. GmbH & Co. KG, München
Alle Rechte vorbehalten. Das Werk darf – auch teilweise –
nur mit Genehmigung des Verlags wiedergegeben werden.
Redaktion: Ralf Lay
Umschlaggestaltung: ZERO Werbeagentur, München
Umschlagabbildung: FinePic®, München
Satz: Andrea Mogwitz, München
Druck und Bindung: GGP Media GmbH, Pößneck
Printed in Germany
ISBN 978-3-426-87618-3

2 4 5 3 1

*Meinen ehemaligen Patienten,
meiner Familie sowie meinem Freund und Lehrer
H. D. Schwedler gewidmet, der im September 2011
im Alter von 88 Jahren verstarb.*

Wichtige Hinweise

Bekanntlich vertreten Fachleute auf dem Gebiet der Ernährung und Gesundheitspflege unterschiedliche Meinungen, die nebeneinander bestehen. Ziel des Autors ist es, die Erfahrungen mitzuteilen, die er in dreißig Jahren Naturheilpraxis bei der Behandlung von Zivilisationskrankheiten wie Neurodermitis und vielen verdauungsursächlichen Problemen selbst gewonnen hat.

Außerdem ist zu bedenken, dass sich die wissenschaftlichen Erkenntnisse der Heilkunde durch Forschung und Erfahrung beständig fortentwickeln. Alle Angaben in diesem Buch entsprechen dem zur Zeit seiner Verfassung aktuellen Wissensstand.

Die hier vorgestellten Informationen und Empfehlungen sind nach bestem Wissen und Gewissen geprüft. Dennoch übernehmen Autor und Verlag keinerlei Haftung für Schäden irgendwelcher Art, die sich direkt oder indirekt aus dem Gebrauch der beschriebenen Anwendungen ergeben. Bitte nehmen Sie im Zweifelsfall bzw. bei ernsthaften Beschwerden immer professionelle Diagnose und Therapie durch ärztliche oder naturheilkundliche Hilfe in Anspruch.

Inhalt

Vorwort:
Eine Neuorientierung zur Erlangung von Gesundheit 11

Unsere Gesundheit 17
  Ganzheitliches Behandeln 17
  Ein Fall, der mein Leben veränderte 20
  Eine Krankheit mit vielen Namen..............................22
  Cortison und seine Nebenwirkungen...........................27
  Nicht die Haut ist das eigentliche Problem 34
  Die Epigenetik..36
  Gesundheit, die ich meine 40
  Fehlbehandlung durch Antibiotika..............................45
  Allergien...47
  Luftgetragene Allergene.......................................55
  Der kinesiologische Muskeltest 63
  Darmflora und Symbioselenkung 67
  Pilze 72
  Das Immunsystem...76

Ernährung und Gesundheit...87
  Wir essen und trinken uns krank...............................87
  Essen, Glück und Gesundheit...................................97
  »Karnivoren« kontra »Vegetarier« 100
  Der Ernährungsplan bei Neurodermitis.........................103
    Empfehlenswert: die Stufen I, II und III –
    Nicht empfehlenswert: die Stufen IV und V

»Die Milch macht's« 115
Gemüse 123
Hülsenfrüchte 133
Die Kartoffel 137
Obst 138
Oliven und Kerne 144
Vorsicht bei Nüssen! 147
Reis ernährt die Hälfte der Menschheit 148
Eier 150
Fleisch 151
Wenn Essen lügt 154
Ernährung gemäß den vier Jahreszeiten 156

Unsere Umwelt 165
Neurodermitis und Umwelteinflüsse 165
Die Reizüberflutung der Sinne 168

Unsere Psyche 175
Die Haut – Spiegel der Seele 175
Nahrungsmittelunverträglichkeit und Psyche 181
Die Übernahme von Eigenverantwortung 187
Rivalität, Neid, Eifersucht 189
Stress und Burn-out 194

Therapieansätze und Heilmittel 203
Die Schwedler-Vollmer-Methode 203
Stufe I der begleitenden Behandlungsmethoden 205
Heilmeditation – Die Bach-Blüten-Therapie –
Schüßler-Salze – Der Brottrunk – Die Reflexzonen-
therapie am Fuß – Die Klimatherapie – Die Kneipp-
Therapie

Stufe II der begleitenden Behandlungsmethoden........224
Die Pflanzenheilkunde – Die Akupunktur –
Die Colon-Hydro-Therapie – Die Eigenblut-
therapie – Die Ozontherapie – Homöopathisch-
individuelle Heilverfahren – Humoraltherapien –
Die Magnetfeldtherapie – Die Neuraltherapie

Stufe III der begleitenden Behandlungsmethoden 248
Die Bioenergetische Therapie – Heilhypnose und
Suggestion – Die Neurolinguistische Programmie-
rung (NLP) – Die MORA-Therapie

Dem Plan folgt die Tat..259

Dank...261

Anhang...263
Die Aluminium- und Schwermetallbelastung.............263
Aluminium – Blei – Cadmium – Quecksilber
Der Neurodermitis-Ernährungsplan nach
Schwedler / Vollmer..272
Der Pollenflugkalender für Deutschland....................280
Literatur..282
Anmerkungen..283

Vorwort:
Eine Neuorientierung zur
Erlangung von Gesundheit

Meine Bücher über den Darm, die Leber und dieses über Neurodermitis möchten Ihnen die Möglichkeit einer Neuorientierung zur Erlangung von Gesundheit anbieten, die grundlegend ist und vor allem nicht von fremden, besonders wirtschaftlichen Interessen bestimmt wird.

In das Buch sind rund fünfzig Jahre Erfahrung eingeflossen, die mein Vorgänger H. D. Schwedler und ich gewinnen konnten und von der bis heute Tausende Betroffene direkt oder indirekt profitiert haben.

Dabei haben wir uns schon früh von zahlreichen Dogmen und überkommenen Lehrmeinungen verabschiedet, die effektive Heilmethoden ignorierten oder gar verhinderten. Zum Beispiel ist eine vernünftige cortisonfreie Neurodermitisbehandlung ohne entsprechende Ernährungsumstellung heutzutage kaum noch denkbar. Vor dreißig Jahren wurde man von klassischen Schulmedizinern jedoch noch milde belächelt, wenn man ebendiese These vertrat: »Ernährungsumstellung bei *Haut*erkrankten? Wer kommt denn auf solch einen Nonsens?« Nun, es war zum Beispiel H. D. Schwedler.

Die meisten Betroffenen wissen heute, dass sie Milch, Zitrusfrüchten, Weißmehl, Schweinefleisch und Zucker besser die Rote Karte zeigen sollten. Dieses Wissen geht zum großen

Teil zurück auf die aus vielen einschlägigen Erfahrungen resultierende Denkweise H. D. Schwedlers, die nicht immer konform ging mit der offiziellen Lehrmeinung. Doch wie heißt es letztlich so treffend? »Wer heilt, hat recht.«

Da länger an Neurodermitis Erkrankte im Lauf der Zeit zunehmend psychische Probleme entwickeln können, führte ich in den achtziger Jahren verstärkt zusätzliche psychologische Tests und Therapien in den Behandlungsplan mit ein, die sich als sehr nützliche und ergänzende Unterstützung bewährt haben.

Hinzu kam in den Neunzigern noch das Kernstück der aus meiner Sicht vollständigen Behandlung: die Darmsanierung mittels Symbioselenkung und die Colon-Hydro-Therapie, die in diesem Buch beschrieben werden.

Durch immer wieder neu gewonnene Erfahrungen – denn jeder Therapeut lernt von Patient zu Patient etwas dazu – fügte sich so Mosaiksteinchen für Mosaiksteinchen zusammen. Und es entwickelte sich im Lauf der Zeit eine umfassende Kombinationstherapie, deren Schwerpunkte je nach individuellem Fall unterschiedlich angepasst werden können. Eine relative Bekanntheit erlangte die Therapie bereits in den achtziger Jahren unter dem Namen »Schwedler-Vollmer-Methode« oder auch »Hamburger Modell«. Heute arbeiten viele Ärzte und Therapeuten direkt oder indirekt bzw. zumindest partiell nach unserer Methode, die hier ausführlich dargestellt wird.

Dieses Buch ist in erster Linie als Leitfaden gedacht, als Hilfe zur Selbsthilfe, und zwar sowohl für die Betroffenen als auch für Therapeuten. Sollten Sie sich für einen auf der Naturheilkunde basierenden Weg entscheiden, wie sie hier vorgeschlagen werden, richten Sie sich darauf ein, dass Sie bei dieser Vorgehensweise auch Geduld und Zeit brauchen. Es dauert nämlich meist ein Weilchen, bis erste anhaltende Erfolge zu verzeichnen sind. Und auch eventuelle Rückschläge könnten Sie dazu veranlassen, Ihren einmal begonnenen Weg wieder in Frage zu stellen.

Doch ich ermuntere Sie dazu durchzuhalten, selbst wenn das Ganze sich über längere Zeitstrecken hinziehen sollte. Aber keine Angst: Im Normalfall geht es bei sorgfältiger und konsequenter Beachtung und Umsetzung der hier angebotenen Informationen in aller Regel viel, viel schneller. Es lohnt sich immer, diesen Weg einzuschlagen. Denn der führt Sie letztlich zu einem wirklichen, natürlichen inneren Heilungsprozess, ohne dass Sie auf Mittel wie Cortison zurückgreifen müssten. Und das ist es doch allemal wert. Denn Cortison hat viele unerwünschte Nebenwirkungen, ohne eine tatsächliche, dauerhafte Heilung herbeizuführen.

Neurodermitis ist auch eine Erkrankung, die von den verschiedensten, manchmal skurrilsten Faktoren ausgelöst werden kann und, ist sie erst einmal in Gang gesetzt, in einen Teufelskreis mündet, der die Betroffenen ihr Leben lang als Schatten begleiten kann. Dieser zähe »Circulus vitiosus« muss also durchbrochen werden, um der Neurodermitis wirkungsvoll begegnen zu können.

Wie das geschehen kann, will Ihnen dieses Buch vermitteln, das sich im Kern immer wieder mit ganzheitlichen Ansätzen für eine mögliche Heilung bei Neurodermitis, aber auch ähnlich strukturierten chronischen Krankheiten auseinandersetzt. Dabei sehen wir den Menschen in seiner Gesamtheit und untersuchen keine einzelnen Bereiche seiner Natur so, als könnte man sie unabhängig von ihrem Kontext wirklich verstehen oder gar kurieren.

Diese wie auch viele andere hilfreiche Therapien werden von der offiziellen Medizin und der Pharmaindustrie in aller Regel ignoriert, belächelt, abgelehnt oder sogar bekämpft, ohne dass ihre Wirksamkeit hinreichend sorgfältig erforscht worden wäre. Vielfach wurden dabei die angelegten Prüfkriterien nämlich dem Objekt der Untersuchung gar nicht gerecht.

Während die moderne Apparatemedizin mit all ihren pharmazeutischen Begleitern, die im gezielten (Not-)Einsatz sicher ein Segen für die Menschheit ist, astronomisch teure technische Triumphe feiert, tritt die Menschlichkeit oft in den Hintergrund. Allzu leichtfertig schießt man mit Kanonen auf Spatzen und setzt zum Beispiel schon bei verhältnismäßig harmlosen Infektionskrankheiten Antibiotika ein, nur um festzustellen, dass mit der Zeit immer mehr Erreger gegen sämtliche Maßnahmen dieser Art resistent werden. Ähnlich kommen bei Hautkrankheiten oft allzu früh Cortisonpräparate zum Einsatz, die das zugrunde liegende Problem jedoch keineswegs beseitigen, sondern lediglich imstande sind, die oberflächlichen Symptome kurzfristig zu unterdrücken. Das ist ungefähr so, als würde man in einem Auto nur den Ölstandsanzeiger verdecken, wenn dieser signalisiert, dass man eigentlich das Schmiermittel nachfüllen müsste.

Das Interesse der so behandelten Kranken wendet sich folgerichtig mehr und mehr den alternativen Heilmethoden zu. Viele der Betroffenen haben nämlich längst selbst erkannt, dass ihr Befinden mit der stereotyp verordneten chemischen Keule nicht grundlegend gebessert wird, sondern die Unannehmlichkeiten lediglich kurz verdrängt werden, um im Anschluss umso vehementer wieder zuzuschlagen.

An diesem Punkt setzt das Buch an, das Sie gerade in Ihren Händen halten.

Zahlreiche alternative Heilverfahren werden hier als gangbare und realistischere Methoden dargestellt, die selbst chronisch gewordene Leiden wirksam zu kurieren vermögen, wenn diese bereits als therapieresistent aufgegeben worden sind. Viele vielleicht bekannte Fakten werden im neuen Licht aktueller Erkenntnisse dargeboten, andere können als hilfreicher Leitfaden für die Umstimmung eines Krankheitsgeschehens wie ebender Neurodermitis dienen.

Wie alles begann

Heute, nach etwas mehr als dreißig Jahren Praxistätigkeit, blicke ich dorthin zurück, wo alles begann: Hamburg-Rahlstedt, Anfang der achtziger Jahre. Ich hatte eine Praxis übernommen, die damals als einzige die Möglichkeit anbot, einem an der Erkrankung Neurodermitis leidenden Menschen ein beschwerdefreies Leben zu verschaffen.

Bereits in den sechziger Jahren hatte mein Vorgänger H. D. Schwedler begonnen, eine Therapie zu entwickeln, die auf verschiedenen sich ergänzenden naturheilkundlich orientierten Heilverfahren basiert.

Er ging von dem naturheilkundlich inspirierten Gedanken aus, dass die wirklichen Ursachen des Großteils von sogenannten Hauterkrankungen sprichwörtlich nur am Rande etwas mit dem Organ Haut selbst zu tun haben. Vielmehr lägen sie im Innern des Körpers begründet.

Damit war er seiner Zeit weit voraus.

Unser Körper ist ein unvorstellbar hoch entwickeltes und komplexes Labor. Jede noch so kleine Störung kann die Leistung des entsprechenden Organs und die mit ihm mehr oder weniger direkt korrespondierenden Körperbereiche beeinträchtigen. Sei es die Leber, die Niere, der Darm oder auch die Psyche: Alles muss optimal versorgt und entsorgt werden für das oberste Ziel – die Aufrechterhaltung unserer Gesundheit.

Weil folglich auch die Neurodermitis verschiedene Ursachen haben kann, wird diese Erkrankung über eine Kombinationstherapie behandelt. Ihr Kernstück ist eine sinnvolle und auf die speziellen Umstände der Krankheit abgestimmte Ernährung. Entgiftung und Entschlackung zählen auch hier zu den prioritären Prinzipien der Naturheilkunde, denen H. D. Schwedler und ich mich verschrieben haben. Die Quintessenz aus Erfahrung und Forschung, die von mir für dieses Buch auf die Erkrankung Neurodermitis fokussiert wurde, aber darüber hinaus noch viel mehr präsentiere ich Ihnen in dieser Form das erste Mal. Die Art, wie das Buch eine gesunde Lebensweise vorstellt und dabei individuellen Bedürfnissen Rechnung trägt, soll es für den Patienten wie für den Therapeuten gleichermaßen wertvoll machen.

Ich vertraue darauf, dass auch Sie diese Erfahrung teilen werden. Ich wünsche Ihnen viel Erfolg dabei, vor allem aber auch viel Begeisterung und Zuversicht bei der Umsetzung der hier beschriebenen Empfehlungen.

Joachim Bernd Vollmer
im Frühjahr 2012

Unsere Gesundheit

Ganzheitliches Behandeln

Um so etwas wie ein Gleichnis zu gebrauchen, könnte man es etwa folgendermaßen formulieren: Ein guter Therapeut versucht bei der Diagnose einer Krankheit, nicht nur auf die Bühne eines Theaters zu blicken, sondern vor allem auch hinter die Kulissen. Alles, was im Leben des Patienten geschieht, ist mehr oder weniger wichtig. Der Therapeut schlüpft in die Rolle eines medizinischen Sherlock Holmes, wenn es um die Ursachenfindung und Behandlung der beständig zunehmenden sogenannten multifaktoriellen, also von vielen Faktoren abhängigen Krankheiten geht, zu denen auch und ganz besonders die Neurodermitis zählt.

Schon der Ärztevater Hippokrates von Kos trennte vor über 2500 Jahren die therapeutische Spreu vom Weizen. Er soll über die weitverbreitete Praxis seiner zeitgenössischen Kollegen gesagt haben: »Sie vermögen es nicht, hinter die Dinge zu blicken.« Allen Schriften aus dem Werk des Hippokrates *(Corpus Hippocraticum)* gemein ist die Intention, dass das medizinische Handeln auf einer vernunftgemäßen Naturbeobachtung gründen möge. Auf unsere Zeiten übertragen, gilt dies für chronische Erkrankungen, zu denen die Neurodermitis ja ganz sicher zählt, im besonderen Maße. Sei es aus einem vermeintlichen Mangel an Zeit und Geld im zuweilen hektischen Medizinbetrieb oder aus fehlendem Vertrauen gegenüber den Selbstheilungskräften der Natur –

man setzt sich halt nicht so gern mit den wirklichen Ursachen einer Erkrankung auseinander, weil es häufig unbequem ist und neben der erforderlichen Eigeninitiative seitens der Betroffenen auch noch Zeit kostet.

Verständlicherweise will man seine lästigen Krankheitssymptome am liebsten so einfach, so preiswert und vor allem so schnell wie möglich loswerden, ohne dass man irgendetwas Grundsätzliches in seinem Leben verändern muss. Und die übliche Routine nach einem vor allem auch kostenorientierten Vorgehen in den deutschen Arztpraxen trägt dieser Denkweise entsprechend Rechnung.

Doch leider lässt sich die Natur nicht so einfach nach unseren begrenzten Vorstellungen handhaben. Wenn wir krank werden, liegt in unserem Organismus eine tiefergehende Störung vor, die grundlegend behoben werden muss. Die Krankheitssymptome sind »nur« die äußerlichen Zeichen, die uns die Natur als Hinweis darauf schickt, dass ein grundlegenderes Problem vorliegt – nachdem sie es zuvor schon etliche Male auf mildere Weise versucht hat, ohne dass wir dies zur Kenntnis genommen bzw. gebührend berücksichtigt hätten. Wenn wir diese äußerlichen Zeichen zu beseitigen versuchen, ohne die zugrunde liegende Störung zu beheben, sucht sich die Natur neue Wege, um uns aufzuwecken. Dabei wird sie bei der Wahl der Mittel, sprich der Krankheitssymptome, zunehmend drastischer und schlägt in der Regel immer vehementer zu.

Nicht zu unterschätzen sind auch die Nebenwirkungen aller chemischen Medikamente, die wir zur Unterdrückung der Symptome einsetzen. Verschiedenen Schätzungen zufolge kommen im Jahr etwa eine halbe Million Patienten nur durch die unerwünschten »Kollateralschäden« aufgrund der Gabe von Pharmazeutika ums Leben, und das allein in Europa. Sich lediglich auf die scheinbare Heilkraft derartig wirksamer Medizin zu verlassen kommt also dem Unterfangen gleich, den Teufel mit dem Beelzebub austreiben zu wollen.

Auch Wundermittel enden nur allzu oft in der Sackgasse

Eine öfter, als man annehmen mag, angewandte Möglichkeit der scheinbar »einfachen Heilung« sind die immer wieder angepriesenen Wundermittel, die auch auf mehr oder weniger inoffiziellen bzw. für Medikamente unüblichen Wegen vertrieben werden. Aber mit denen ist das so eine Sache. Natürlich können diese Mittel auch Berge versetzen, aber fast immer in Form von »Geldhaufen«, die sich in die Richtung der Vertreiber bewegen.

Seit dreißig Jahren habe ich unzählige sogenannte Wundermittel, gerade gegen Neurodermitis, kommen, aber auch genau so viele wieder gehen sehen. Was davon am Ende blieb? Probleme über Probleme, oftmals mehr, als man ohnehin schon hatte.

Die Neurodermitis kennzeichnet eine ganz bestimmte Eigenart, die Scharlatanen äußerst dienlich ist: Sie hat naturgegebene, vollkommen erscheinungsfreie Phasen auch ohne jeden Medikamenteneinsatz. Ob Sie also irgendetwas nehmen oder nicht, Sie werden das Gefühl haben, die zeitweise auftretende Erscheinungsfreiheit hätte irgendeine Beziehung zu dem, was Sie gerade tun. Das Mittel, das Sie gerade eingenommen haben, ist es in 99 Prozent aller Fälle mit Sicherheit nicht, Cortisonpräparate einmal ausgenommen. Aber man kann es nicht oft genug sagen: Denken Sie bei jeglicher Daueranwendung von herkömmlichen Medikamenten stets an die sicher zu erwartenden Nebenwirkungen, die viel schlimmer sind, als man gemeinhin annimmt. Die Dosis macht zwar immer noch das Gift, das uns manchmal schneller, manchmal langsamer tötet – das Ergebnis bleibt im Endeffekt aber das Gleiche ...!

Ein Fall, der mein Leben veränderte

Lassen Sie mich an dieser Stelle nun von einem Patienten erzählen, der dadurch, dass er sich im Sommer 1982 in meine Hamburger Praxis begab und sich mir anvertraute, auch mein Leben grundlegend veränderte. Marcel war damals 32 Jahre alt, er stammte aus Zürich, lebte aber auf Teneriffa.

Marcel durchlebte seit seiner Kindheit alle Höhen und Tiefen eines an Neurodermitis Erkrankten. Von Geburt an litt er mit kurzen Unterbrechungen an dieser Krankheit. Als er mit 25 Jahren das erste Mal auf Teneriffa Urlaub machte, erfuhr er jedoch eine bis dahin noch nie erlebte Freiheit von Symptomen, die in ihm den verständlichen Gedanken entstehen ließ, auf diese »Insel der Seligen« auszuwandern. In sehr kurzer Zeit war alles organisiert, und er bezog sein neues Apartment im Süden des schönen Eilands.

Anfangs schien alles so zu laufen, wie Marcel es sich vorgestellt hatte. Doch sein Martyrium sollte noch kein Ende haben. Bereits nach wenigen Wochen Verschnaufpause kamen die Erscheinungen geballter als je zuvor zu ihm zurück.

Marcel erzählte mir, er beginne so stark am ganzen Körper klebrige Flüssigkeiten (Lymphe) abzusondern, dass er seine Kleider auf normalem Weg nicht mehr vom Leib bekam. Er setzte sich also jedes Mal vor einem Kleiderwechsel voll bekleidet in die Badewanne und wartete geduldig, bis das Wasser seine Kleider so weit aufgeweicht hatte, so dass er sie ohne zusätzliche Verletzungen ausziehen konnte.

Irgendwann hörte er von unserer Methode, begab sich in meine Hamburger Praxis, stellte gemäß unseren Vorschlägen sein Leben um und war nach relativ kurzer Zeit erscheinungsfrei. Marcel geht es übrigens bis heute, dreißig Jahre nach der Therapie, immer noch blendend!

Ich selbst verbrachte durch die Bekanntschaft mit Marcel jahrelang Urlaube auf Teneriffa, bis – ja, bis das Schicksal mich auch ganz auf die Kanaren verschlug.

Doch das nur am Rande. Warum ich von diesem Patienten erzähle, hat folgenden Grund: Marcel probierte vom Kindesalter an alles aus, was an gängigen Neurodermitistherapien angeboten wurde – nichts hatte nach seinen eigenen Worten geholfen.

Kliniken, Ärzte, Naturheiler, »Wundermedizin« und auch verschiedene Klimakuren hatten, wenn überhaupt, nur kurzfristig Linderung gebracht. Er durchlief das gesamte Spektrum der modernen und alternativen Möglichkeiten ohne nennenswerten Erfolg. Seine Krankenkasse und er kamen an Kosten für die verschiedensten Klinikaufenthalte, Klimakuren und sonstigen Behandlungen summa summarum auf einen Betrag von mehreren hunderttausend Franken, wie er mir glaubhaft versicherte.

21

Marcels Fall ist sicher sehr extrem, aber leider nicht der einzige dieser Art, der mir in den letzten Jahrzehnten vorkam. Und ein Extremfall war er nicht zuletzt deshalb, weil Marcel sich zu jeder Gelegenheit schon fast automatisch mit Cortisonsalbe einrieb. »In den ersten Jahren«, erzählte er mir mit seinem sympathischen schwyzerdütschen Akzent, »war die Dosis noch relativ gering, aber Jahr für Jahr musste ich sie steigern.«

Selbst in solch scheinbar ausweglosen Situationen griff die Therapie, die ich Ihnen in diesem Buch vorstelle, und zeitigte nachhaltige Heilerfolge. Aber lassen Sie uns noch einmal abschweifen und nur kurz einen Blick auf die Geschichte dieser Krankheit werfen.

Eine Krankheit mit vielen Namen

Erste Hinweise auf die Symptome der Neurodermitis gab es schon in der Antike. Auch im 15. und 18. Jahrhundert finden sich typische Beschreibungen. Der Name »Neurodermitis« bzw. »Neurodermatitis« wurde jedoch erst im Jahr 1891, als diese Krankheit immer noch kaum bekannt war, von den französischen Ärzten L. Brocq und L. Jacquet in die medizinische Fachsprache eingeführt. Ziemlich ungenau deuten die aus dem Altgriechischen entnommenen Wortelemente[1] auf eine Hautproblematik hin, die eine nervliche Beteiligung (Juckreiz) mit entzündlichen Begleiterscheinungen aufweist.

Diese nahezu laienhaft oberflächliche Bezeichnung für eine Erkrankung, die sich bis heute in vielfältigen Ausprägungen darstellt, hat dazu geführt, dass im Lauf der Jahrzehnte zwar fachlich präzisere Namen auftauchten, deren therapeutische Erfolge zum Leidwesen der Betroffenen aber weiter ausblieben.

So kam es zu differenzierenden Ergänzungen wie »disseminata«[2] für Hautausschläge, die sich im Zustand fortschreitender Ausbreitung befinden, und »generalisata«[3] für solche, die bereits den ganzen Körper bedecken. Hauptsache scheint es nach weitverbreiteter Ansicht zu sein, die Krankheitsbilder genauestens benennen und einordnen zu können. Aber auch für nicht exakt zu kategorisierende Hautveränderungen hat man einen Terminus gefunden: »diffusa«[4]. Und Formen, die dem Anschein nach auf starke Überempfindlichkeit der Patienten beruhen, wurden als »Neurodermitis atopica«[5] eingestuft. Gelegentlich wird auch die Bezeichnung »Prurigo-Ekzem«[6] verwandt, wenn die Haut mit stark juckenden Knötchen übersät ist. Damit nicht genug, zieht man es zuweilen vor, die Symptome nach dem Ort ihres Erscheinens aufzugliedern. Demnach lauten die Diagnosen etwa auf »Flexural-Ekzem«[7], wenn nur Armbeugen und Kniekehlen befallen sind.

In der ersten Hälfte des 20. Jahrhunderts war es üblich, die bei Neugeborenen vielfach auftretenden Hautveränderungen unter dem Oberbegriff »exsudative Diathese«[8] zusammenzufassen, also einer Neigung zum Ausschwitzen. Die Bezeichnung geht auf den deutschen Kinderarzt Prof. Dr. Adalbert Czerny (1863–1941) zurück. Czerny gilt als Mitbegründer der modernen Kinderheilkunde (Pädiatrie) im deutschen Sprachraum, er lehrte in den Jahren 1913 bis 1932 an der Berliner Universitätsklinik der Charité. Er hatte das im Säuglingsalter auftretende Leiden als eine »Konstitutionsanomalie« definiert, eine Abweichung vom

Normalzustand, deren Symptome sich als Ekzeme mit heftigem Juckreiz darstellen und auf einer angeborenen erhöhten Empfindlichkeit für innere und äußere Reize beruhen. Die volkstümlichen Namen dafür wie »Milchschorf«, »Gneis« oder »Grind« beziehen sich auf die unterschiedlichen Formen des Ekzems, das beim Säugling vornehmlich den behaarten Teil des Kopfes, Wangen, Mund und Augenwinkel befällt, meist harmlos verläuft, aber jeder Behandlung hartnäckig widersteht. Zwar gelang es zuweilen, die Hautsymptome durch Salben zu vertreiben, doch es fiel auf, dass sie bald von neuem erschienen und oft erst nach Jahren völlig verschwanden.

Zweifellos handelt es sich bei den von Prof. Czerny definierten Kinderkrankheiten um frühe Formen von Neurodermitis, die als angeboren und damit anlagebedingt zwar richtig eingeschätzt, aber nach dem damaligen Wissensstand noch nicht als Vorstufen des heute weitverbreiteten Zivilisationsleidens erkennbar waren.

Statistisches

Die naheliegende Frage nach der Geschlechtsbezogenheit des Leidens ist ansatzweise untersucht worden. Statistische Erhebungen in zehn Hautarztpraxen ergaben unterschiedliche Anfälligkeiten. Einer Zahl von 1941 weiblichen Patienten aller Altersstufen standen im gleichen Zeitraum nur 1454 männliche gegenüber. Dabei fiel auf, dass Jungen und Mädchen im Säuglings- und Kleinkindstadium gleichermaßen betroffen sind, dass aber bis zum zehnten Lebensjahr doch mehr Jungen erkranken. Im zweiten Lebensjahrzehnt verschiebt sich das Bild zu Lasten der weiblichen Patienten, und jenseits der dreißig erkranken wieder ebenso viele aus beiden Geschlechtern.

Auf der Suche nach möglichen Ursachen und Behandlungsmöglichkeiten wurden zuweilen Erwägungen angestellt, die meines Wissens und meiner Erfahrung nach neben der Sache liegen: Welcher Gesellschaftsschicht die an Neurodermitis Erkrankten überwiegend angehören, welche Schulbildung sie genossen, ob sie in handwerklichen Berufen, als Beamte, Kaufleute oder Akademiker tätig sind, mag unter sozialpolitischen oder versicherungsmathematischen Gesichtspunkten relevant sein, aus menschlicher und therapeutischer Sicht erkenne ich in solchen Erhebungen keinerlei Nutzen.

Aus Erfahrung kann ich sagen, dass vor allem sogenannte Lymphatiker, also schlankwüchsige, meist blonde, hellhäutige und blauäugige Menschen häufiger betroffen sind als andere. Auch Mischtypen mit schlankem Wuchs, brauner oder braungrüner Augenfarbe entwickeln vorzugsweise neurodermitische Erscheinungen.

Eines der Hauptmerkmale ist die Schlankwüchsigkeit, die auf eine verminderte Fähigkeit von Giftstoffspeicherung über das Binde- und Fettgewebe hinweist, wodurch eine direktere, schnellere Ableitung von Giftstoffen über die Haut sogar vom Körper als lebensnotwendig empfunden werden kann.

Zur »Neurodermitis constitutionalis«[9] und zur genetischen Disposition für die Neurodermitis (sie wird ja nicht selten als »anlagebedingt« aufgefasst und folglich »konstitutionelles Ekzem« benannt, weil man annimmt, das Leiden sei als unheilbar einzustufen) ist nach neueren Forschungsergebnissen allerdings noch so einiges zu sagen (dazu mehr, wenn von der Epigenetik die Rede sein wird).

Bei alledem hat eine dergestalt vorgenommene Differenzierung innerhalb des neurodermitischen Problemkreises für den Patienten aus pragmatischer Sicht keinen gravierenden Nutzen, denn sowohl die Beschwerden als auch die Therapie bleiben bei allen im Großen und Ganzen die gleichen.

Die Vielfalt ärztlicher Benennungen entspricht offensichtlich den auffällig verschiedenen Hautveränderungen, unter denen die Betroffenen leiden. Dabei ist anzumerken, dass die Symptome sogar beim selben Patienten nicht immer die gleichen sein müssen. Da die Krankheit meist in Schüben verläuft, zwischen denen beschwerdefreie Zeitspannen liegen, können von Arzt zu Arzt die unterschiedlichsten Diagnosen vorkommen, obschon es sich um das gleiche Leiden handelt.

So gesehen, kann eine Fehldiagnose, die Neurodermitis als Hautleiden einstuft und daraufhin falsch behandelt, durchaus als eine der Ursachen für die Zustände gelten, unter denen der Patient in fortgeschrittenen Stadien seiner Krankheit zu leiden hat. Hier sind iatrogene[10] Einflüsse, also ärztliche »Kunstfehler«, leider nicht selten.

In der Fachliteratur sind über dreißig verschiedene Bezeichnungen anzutreffen, von denen sich jede auf Symptome stützt, die häufig falsch eingeschätzt und mit anderen Hauterkrankungen verwechselt werden.

Es gibt Übergangs- und Mischformen, die anderen Hautproblemen ähneln, aber nur dann als Neurodermitis anzusprechen sind, wenn auch die für dieses Leiden typischen Zeichen damit verbunden sind:

- die doppelte Lidfalte des unteren Augenlids, die jeder an Neurodermitis erkrankten Person eigen ist;
- ein Haaransatz, der an eine russische Pelzmütze erinnert.
- Und ich habe bis heute noch keinen übergewichtigen von der Neurodermitis Betroffenen persönlich kennengelernt.
- Außerdem ist bei allen Neurodermitiserkrankungen der unerträgliche Juckreiz gleich (der kann allerdings auch andere Ursachen haben, wie zum Beispiel Schwermetallallergien oder -vergiftungen, Zuckerkrankheit, aber auch Nieren- und Lebererkrankungen sowie Alkoholismus).

Cortison und seine Nebenwirkungen

Vor wenigen Jahren noch gab es eine Information aus dem Gesundheitsministerium, wonach bei steigender Tendenz sieben bis acht Prozent der Neugeborenen an Neurodermitis erkrankt seien. Heute sind es, immer noch steigend, schon mehr als zehn Prozent. Das wären allein in Deutschland über acht Millionen Betroffene. Genauere Zahlen existieren nicht, da das Leiden keiner Meldepflicht unterliegt. Nicht nur unter den Neugeborenen, auch bei heranwachsenden Jugendlichen und bei reiferen Jahrgängen fällt seit Mitte des 20. Jahrhunderts eine beständige Zunahme der Krankheit auf.

Zugleich markiert dieser Zeitpunkt eine Zäsur im Behandlungswesen der Neurodermitis. Es gelang damals nämlich, auf biochemischem Weg das Hormon der Nebennierenrinde Cortison[11] chemisch nachzubauen, das heißt zu synthetisieren, und damit ein Medikament einzuführen, mit dem der unerträgliche Juckreiz neurodermitischer Ekzeme vorübergehend zuverlässig ausgeschaltet werden kann. Damit ist es in Notfällen sicher unverzichtbar, um Schlimmeres wie fatale Kurzschlusshandlungen der Betroffenen zu verhindern. Allerdings stellte sich nur zu bald heraus, dass Cortison zwar kurzfristig Symptome lindern und zeitweilig zum Verschwinden bringen kann, aber das Leiden keineswegs grundlegend zu heilen vermag. Mit einer dauerhaften Anwendung sind zudem höchst unerwünschte Nebenwirkungen verknüpft, die zu dem flüchtigen Nutzen des Medikaments in keinem akzeptablen Verhältnis stehen.

Die Gründe für den schubweisen Krankheitsverlauf, der von erscheinungsfreien Intervallen unterbrochen ist, täuschen außerdem bei manchen Patienten jahrelang Heilung vor. Diese Reaktionen sind aus schulmedizinischer Sicht ebenso wenig aufgeklärt wie klimatische Einflüsse oder der vorzugsweise Befall einzelner Körperregionen wie Armbeugen und Kniekehlen, der bei Jugendlichen häufiger anzutreffen ist als bei Erwachsenen.

Ein allmähliches Abnehmen der Krankheit, worauf man zunächst gehofft hatte, ist also über Cortison nicht erzielbar. Im Gegenteil wird sie in andere organische und zuweilen auch psychische Bereiche verschoben, wo sie in veränderter Form eskaliert, und keinesfalls ausgeheilt!

Es handelt sich bei dieser Substanz um ein Hormon, das sowohl im menschlichen Körper als auch im Organismus der meisten Säugetiere in winzigen Mengen in den Nebennieren hergestellt wird. Die Nebennieren, zwei ins Körperinnere absondernde (endokrine) Drüsen, sind an den oberen Polen der Nieren angelagert, ohne jedoch an deren

Funktionen beteiligt zu sein. Je nach Körperstatur wiegen sie 10 bis 20 Gramm. Das für unser Thema weniger bedeutsame Mark produziert die Hormone Adrenalin und Noradrenalin, die den Blutzuckerspiegel beeinflussen und bei Gefahrensituationen oder im Stress durch erhöhte Hormonausschüttung für eine Anpassung des Blutdrucks sorgen.

In der aus drei Schichten bestehenden Nebennierenrinde werden nicht weniger als vierzig Hormone erzeugt. Die äußere Schicht (Zona glomerulosa[12]) produziert solche, die den Mineralhaushalt im Organismus steuern. Aus der mittleren Schicht (Zona fasciculata[13]) gehen die für unser Thema wichtigen Glucocorticoide[14] wie Cortisol hervor, während die innere Schicht (Zona reticularis[15]) überwiegend Geschlechtshormone (Androgene) erzeugt.

Es bleibt ein als hoch einzuschätzendes Verdienst der Biochemie, die Zusammensetzung dieser Hormone aufgeklärt und sie schließlich synthetisiert zu haben. Was Cortison und seine Anwendung bei Neurodermitis betrifft, muss sie wie gesagt ungeachtet aller Nebenwirkungen in Extremsituationen sogar begrüßt werden, weil der in schweren Fällen unerträgliche Juckreiz bei labilen Patienten unbehandelt schon des Öfteren zu Extremreaktionen geführt hat, mitunter leider auch mit tödlichem Ausgang.

Für die unerwünschten Nebenwirkungen, die in ihrer Komplexität und Intensität nicht immer prognostizierbar und vermeidbar sind, kommen als Ursachen unter anderem auch zu hohe Dosierungen oder anderweitige falsche Anwendungen in Betracht, etwa innerlich statt äußerlich. Aber auch besondere Empfindlichkeiten, zum Beispiel eine Allergie des Patienten gegenüber den Wirksubstanzen, haben zum Teil verheerende Auswirkungen.

Standardmäßig werden Arzneimittel auf Nebenwirkungen hin geprüft, bevor sie zugelassen werden. Bei stark wirkenden Mitteln ist das Risiko in der Regel größer als bei schwachen oder niedrig dosierten, bei homöopathischen Medikamenten sind gesundheitsschädigende Wirkungen außer einer sogenannten, teilweise erwünschten »Erstverschlimmerung« ausgeschlossen. Und bei lebensrettenden Medikamenten darf das Risiko naturgemäß höher sein als bei solchen, die zur Behandlung leichter Beschwerden dienen. Das Verhältnis vom Nutzen zum möglichen Schaden sorgfältig abzuwägen ist sowohl Aufgabe der Arzneimittelprüfung wie auch des verantwortlichen Therapeuten.

Bei dem Hormon Cortison, das von Natur aus nur in winzigen Mengen zur Verfügung steht und das für das Zusammenwirken mit anderen Hormonen bestimmt ist, mit denen es aus der Nebenniere direkt ins Blut gelangt, sind Nebenwirkungen allein schon deshalb zu erwarten, weil es entweder überdosiert durch Tabletten oder Spritzen verabreicht wird oder weil die Zufuhr – abweichend von der natürlichen Bestimmung des Hormons – meistens von außen her über die Haut erfolgt.

Ob Cortison dem Organismus in Salben-, Tabletten-, Aerosol- (»Püsterchen«) oder Spritzenform zugefügt wird, wer Ihnen die möglichen Nebenwirkungen bei längerer Anwendung verschweigt, handelt verantwortungslos. Zudem ist im Hinblick auf Nebenwirkungen von Bedeutung, dass aufgrund der Synthese praktisch unbegrenzte Mengen dieser hochwirksamen Substanz zugeführt werden können, obwohl es sie in der natürlichen Dosierung nur in Bruchteilen eines Milligramms gibt.

Die Pharmaindustrie hält unzählige Präparate bereit, in

denen Cortisonabkömmlinge mit zungenbrecherischen Namen und unterschiedlicher Konzentration enthalten sind. Durch diese Medikamente sollen Überdosierungen vermieden und mögliche Nebenwirkungen auf das geringstmögliche Maß beschränkt werden. Aber zugleich wird in der Schulmedizin die Meinung vertreten und gutgläubig verbreitet, Neurodermitis sei unheilbar, der Patient müsse damit leben und sei – womöglich lebenslang – auf das Einreiben mit cortisonhaltigen Salben angewiesen.

Aus Sicht der Naturheilkunde gibt es wohlbegründete Vorbehalte gegen diese oberflächliche Betrachtungsweise mit ihrer obligaten Salbenschmiererei und der Verdrängung von Symptomen, ohne den Ursachen des Leidens auf den Grund zu gehen. Unter diesen Gesichtspunkten kann die Anwendung von Cortison gegen Neurodermitis nur in seltenen Fällen gutgeheißen werden, etwa in ebenjenen erwähnten, in denen der Patient suizidgefährdet ist. Nach dem Abklingen der lebensbedrohlichen Situation stehen homöopathische Mittel und andere bewährte Behandlungsmethoden zur Verfügung.

Im Laufe meiner Praxistätigkeit musste ich mich mit jeder der in der Übersicht aufgeführten Nebenwirkungen des Cortisons auseinandersetzen, und manchmal war es nachgerade nebensächlich, die Grunderkrankung wie zum Beispiel die Neurodermitis zu behandeln, wenn diese »Begleiterscheinungen« im Vordergrund standen. Cortisonabhängige müssen sich von diesem Medikament befreien, wenn sie eine natürliche, nachhaltige Heilung und Gesundheit erreichen wollen, und ein Ausschleichen ist zuweilen mit Höllenqualen verbunden. Denn Cortison ist und bleibt nur der »Deckel auf dem Dampfkochtopf«. Daher empfehle ich statt der konventionellen Methode von vornherein die Behandlung durch einen naturheilkundlich orientierten Arzt oder einen Heilpraktiker Ihres Vertrauens, der auch einer guten homöopathischen und psychologischen Begleittherapie gegenüber offen ist.

Nebenwirkungen des Cortisons (Auswahl)

Der Roten Liste für ärztliches Personal entnommen.

Bei andauernder Anwendung von Cortison

Muskeln und Knochen
- Muskelschwäche oder Muskelschwund (Muskelatrophie),
- Osteoporose und aseptische Knochennekrosen[16] (Kopf des Oberarm- und Oberschenkelknochens).

Haut
- Dehnungsstreifen (Striae rubrae),
- Dünnwerden der Haut (Atrophie),
- punktförmige Hautblutungen (Petechien), Bluterguss,
- Steroidakne (durch die Einnahme von Steroiden wie zum Beispiel Anabolika verursachte Hautausschläge),
- verzögerte Wundheilung.

Augen
- Steigerung des Augeninnendrucks (Glaukom),
- Linsentrübung (grauer Star).

Stoffwechsel
- erhöhter Blutzuckerspiegel,
- Diabetes mellitus,
- Wassereinlagerung im Gewebe, Vollmondgesicht,
- vermehrte Kaliumausscheidung,
- Wachstumsstörungen bei Kindern,
- Störungen der Sexualhormonsekretion (Ausbleiben der Menstruationsblutung, abnormer Haarwuchs, Impotenz),
- »Stiernacken«.

Blut, Immunsystem
- Blutbildveränderungen (Leukozytose [Vermehrung der weißen Blutkörperchen], Lymphopenie, Eosinopenie, Polyglobulie),[17]
- Erhöhung des Infektrisikos, Immunschwäche.

Bei kurzfristiger hochdosierter Anwendung

Es treten vor allem neuropsychiatrische Symptome auf wie:

- Konvulsionen (Schüttelkrämpfe),
- Schwindel,
- Kopfschmerzen,
- Schlaflosigkeit,
- Euphorie,
- Depressionen,
- Psychosen oder
- die Manifestation einer latenten Epilepsie.

Nicht die Haut ist das eigentliche Problem

Aus der ärztlichen Fachliteratur, in der Erfahrungen mit Neurodermitispatienten geschildert sind, geht klar hervor, dass es eine einheitliche Beurteilung und Therapie dieser Krankheit nach schulmedizinischen Methoden bisher immer noch nicht gibt. Es bestehen weder über ihre Ursachen noch über die Behandlungsmöglichkeiten übereinstimmende Ansichten oder gar Ansatzpunkte für eine dauerhafte Heilung.

Eine naturheilkundliche Behandlung der Neurodermitis vollzieht sich ebenfalls nicht uniform, bedeutet jedoch vor allem für Mutter und Kind, aber auch für den Betroffenen selbst im Normalfall stets eine konsequente Umstellung der bisherigen Lebensgewohnheiten. Meistens ist es auch erforderlich, an der psychischen Grundeinstellung mitzuarbeiten. Wenn kleine Kinder die Betroffenen sind, müssen die Eltern diesbezüglich verstärkt mit einbezogen werden, wenn nötig, auch mit Hilfe eines Psychotherapeuten. Häufig sind die Probleme eines an Neurodermitis Erkrankten nämlich von tiefgreifender Natur, manchmal so tief, dass das Unterbewusstsein zur endgültigen Lösung erforscht werden muss.

Dennoch reagiert jeder Patient anders. Was bei einem die Kratzattacke auslöst, wird von einem zweiten problemlos vertragen; und was sich in einem Fall als heilsam erweist, kann in anderen Fällen völlig wirkungslos bleiben. Wir sehen die Tatsachen, aber erklärbar sind sie vielfach nicht.

Nachdem Fachgelehrte aller beteiligten Disziplinen die Palette der Erscheinungsformen mit anerkennenswerter Kleinstarbeit durchforscht haben, hat sich im Großen und

Ganzen die Erkenntnis bestätigt, dass es sich bei der Neurodermitis um verschiedene, mit starkem Juckreiz belastete Ekzeme handelt.

Sie können schon im Säuglingsalter auftreten, sind zwar nicht ansteckend, aber offenbar durch innere und äußere Einflüsse begünstigt. Zumeist verlaufen sie chronisch (über einen langen Zeitraum) und klingen, von mittlerweile vielen Ausnahmen abgesehen, meistens im sechsten Lebensjahrzehnt allmählich ab.

Wenn man sich also mit der schulmedizinisch vorgegebenen Prognose abfinden wollte, würde man nach einem Leben mit juckender Quälerei und möglicherweise jahrzehntelangem Cortisongebrauch vielleicht ab dem Rentenalter beschwerdefreier leben. Trübe Aussichten, oder?

Deshalb gehen wir in der Naturheilkunde bei der Hautproblematik von einem anderen Ansatz aus, der die Krankheit nicht nur auf den sichtbaren Ort des Geschehens begrenzt, sondern den Menschen in seiner Gesamtheit betrachtet. Die Haut, unser größtes Organ, erfüllt als allgegenwärtiger Sitz des Gefühlssinns und als Ausscheidungsorgan bei der Neurodermitis zwar eine wichtige Schlüsselfunktion, ist aber selbst nicht wirklich krank, sondern vielmehr an den Grenzen ihrer Belastbarkeit angelangt. Sie offenbart eher eine enorm erhöhte Empfindlichkeit des Betroffenen, signalisiert sozusagen eine Störung der Harmonie im Organismus und zeigt, dass Körper, Seele und / oder Geist irgendwie aus dem Gleichgewicht geraten sind. Die Bezeichnung »irgendwie« ist hier allerdings nicht aus Verlegenheit gewählt, sondern sie soll die Vielfalt an Möglichkeiten signalisieren, die als Ursachen für die Erkrankung in Frage kommen.

Durch unerträglichen Juckreiz dazu gezwungen, unterstützt der Betroffene den Alarm seines Körpers durch sein Kratzen. Je mehr er kratzt, desto stärker juckt es. Die Haut rötet sich, schwillt an und bildet meist entzündete Ekzeme aus, die je nach Lebensalter des Patienten und Entwicklungsstadium des Leidens sehr verschieden aussehen können.

Was dabei in der Haut vorgeht, wie es zum Juckreiz kommt und worin die auf solche Art signalisierten Störungen bestehen könnten, ist theoretisch zwar weitgehend erforscht, aber im Einzelfall nicht leicht zu ermitteln. In fast jedem Fall kommen die unterschiedlichsten Faktoren in Betracht.

Die Epigenetik

Auch die vielfach vertretene Annahme, die genetische Disposition sei eine Ursache für die Krankheit und ihren chronischen Verlauf, ist einem allmählichen Wandel unterzogen. Denn das neuere biologische Spezialgebiet der Epigenetik[18] ist entstanden aus der Erkenntnis dessen, was bis vor relativ kurzer Zeit noch niemand für möglich gehalten hatte. Unsere Gene sind über die Vorgaben in der DNA[19] hinaus nämlich das ganze Leben hindurch in Bewegung, wobei es einzelne Phasen gibt, in denen der Mensch sowohl im Positiven wie auch im Negativen besonders anfällig für Anpassungen an die Umwelt ist:

- in den ersten drei Monaten der Schwangerschaft,
- in den ersten drei Jahren nach der Geburt und
- in der Pubertät.

In diesen »drei epigenetischen Wandlungsphasen«, wie ich sie einmal nennen will, entscheidet sich also großenteils das Leben eines jeden Individuums. Alles, was sozusagen an Negativem oder Positivem auf die Jüngsten in diesen drei Lebensphasen einwirkt, kann den Lauf, den ihre Biographie nehmen wird, entscheidend beeinflussen. Zum Beispiel setzen alle Suchtmittel, permanent laute oder auch stark disharmonische Musik und selbst Lasershows, denen sich die Schwangere aussetzt, schon das Ungeborene unnötig unter Hochstress. Kommt dann noch eine mit Chemikalien und Giftstoffen belastete Ernährung hinzu, sind Krankheiten wie eben die Neurodermitis und natürlich auch eine Vielzahl anderer »moderner« Störungen schon fast programmiert, ohne dass eine genetische Disposition dazu bestanden hätte.

In den letzten beiden Phasen kann es in vielen Fällen auch zum plötzlichen Auftreten oder Verschwinden dieser Krankheit kommen.

Als Grund der intensiven Prägung in der so wichtigen ersten Entwicklungsphase ist die Zeit des sehr sensiblen Zellaufbaus aller Organe zu sehen. Irritationen jedweder Art können den geordneten Ablauf hier empfindlich stören.

Die zweite heikle Phase, die direkt nach der Geburt beginnt, ist auf das noch fehlende eigene Immunsystem des Säuglings zurückzuführen. Während des Geburtsvorgangs bekommt das Kleine durch die Scheidenflora der Mutter sozusagen eine erste »Impfung«. Das könnte man als »Starterpaket« bezeichnen. Das eigentliche Immunsystem wird aber erst nach und nach über das Stillen aufgebaut. Es sollte, wenn keine anderen Gründe dagegensprechen, zumindest bis zur Reifung des körpereigenen Immunsystems mit etwa zwölf Monaten beibehalten werden.

Nebenbei bemerkt: Wenn man sich das einmal vor Augen hält, kann man sich vorstellen, wie sich eine Impfung, geschweige denn eine Acht- oder eine Sechzehnfach-Impfung, auf ein so kleines schutzloses Wesen ohne eigenes Immunsystem zur Verteidigung auswirkt.

Die dritte Prägungsphase, die Pubertät, ist der Zeitraum, in dem so manche Krankheit ihren Anfang oder auch ihr Ende nimmt. Er ist von einer gravierenden hormonellen Umorientierung geprägt. Der gesamte Organismus befindet sich in Aufruhr. Auch im Genbereich finden über Jahre hinweg prägende Veränderungen statt, die den Jungen zum Mann und das Mädchen zur Frau werden lassen.

Allerdings sind es nicht nur die biologischen und umweltbedingten Faktoren, die eine ganz entscheidende Rolle für das spätere Leben der Heranwachsenden spielen. Vor allem sind es auch psychologische Einflüsse: Die Liebe, Hilflosigkeit oder die Gleichgültigkeit, aber genauso Zuwendung oder Achtlosigkeit, die ein Kind vor allem innerhalb der drei wichtigsten genetischen Prägungsphasen seines Lebens erfährt, entscheiden über sein seelisches Wohlbefinden. Alle negativen Gefühle wie Angst, Unsicherheit, mangelndes Vertrauen, Ärger oder gar Wut werden in den ersten drei Monaten der Schwangerschaft ungebremst von der Mutter auf das Ungeborene übertragen. Fehler in dieser Zeit wirken nachhaltig, speziell wenn die Mutter ihr Gesundheitsbewusstsein während der Schwangerschaft nicht grundlegend auf das werdende Leben hin ausrichtet. Aber auch die Väter in spe sollten sich ihrer Verantwortung für die gesundheitliche Zukunft ihres Kindes voll bewusst sein.

Gefühle wie Freude, Glück, Zufriedenheit und Ausgeglichenheit haben ebenso nachhaltige Auswirkungen wie ihr jeweiliges Gegenteil, allerdings im positiven Sinne. Die vor allem von der Mutter übertragenen Gefühle können im epigenetischen Sinne eine schwer umkehrbare Speicherung zum Vor- oder Nachteil des Nachwuchses bewirken. Folglich sollte man alles daransetzen, zum Wohl des Kindes wie auch zum eigenen die möglichst günstigen Voraussetzungen für eine gesunde Entwicklung zu schaffen.

Umwelt und Mensch sind ein ineinanderfließendes System, und mit jeder weiteren Zerstörung unserer Umgebung ruinieren wir nicht nur ein Stückchen von uns selbst, sondern, viel schlimmer noch, wir verbauen die Chancen zukünftiger Generationen auf ein gesundes Leben.

Heute ist diese Ansicht wissenschaftlich sehr gut untermauert, und selbst wenn es so manchem nicht gefallen wird: Eine ungünstige Umwelt verändert auch unsere Gene zum Schlechten, und Vater und Mutter haben durch ihr Verhalten wesentlich mehr Einfluss auf die Genentwicklung ihres Nachwuchses, als viele immer noch glauben. Dass »optimale Gene« keinen Freifahrschein für ein Leben in Saus und Braus bedeuten, sieht man beispielsweise in vielen Fällen an der Nachkommenschaft von Alkoholikern oder an Kindern, die unter Alkoholeinfluss gezeugt wurden.

Halten wir von dem Gesagten resümierend das Positive fest, denn statt der destruktiven lässt sich eine ererbte Veranlagung zur Erkrankung durch geeignete Maßnahmen und Verhaltensweisen auch günstig beeinflussen. Das Potenzial zur Erkrankung mag nun zwar bestehen bleiben, sie kommt aber nicht zum Ausbruch. Es ist dann bildlich gesprochen etwa so, wie wenn man ein bestimmtes Buch im Regal stehen hat, es jedoch nicht liest, oder eine CD in der Sammlung, die man sich nicht anhört – es bleibt also ohne negative Folgen.

Gesundheit, die ich meine

Eines ist sicher: Die Gesundheit, die ich meine, kann man nicht wie ein Produkt erwerben, und es gibt keine Patentrezepte nach dem Hauruckverfahren. Diese fatale Auffassung mögen der offizielle medizinische Betrieb mit seiner Verschreibungspraxis und die vor allem von wirtschaftlichen Interessen geleitete Pharmaindustrie suggerieren. Gefordert ist vielmehr das Überdenken von bisherigen Lebens- oder Handlungsweisen sich selbst und auch seiner Umwelt gegenüber. Nötig ist Arbeit an der eigenen Person. Das mag je nach Schweregrad der Symptome als mühselig oder unbequem erscheinen, eröffnet uns aber auch gerade vor dem Hintergrund der epigenetischen Zusammenhänge einen positiven Ausblick auf Chancen, die vorher von vielen nicht für möglich gehalten wurden.

Und wenn man zu erkennen bereit ist, dass chronische gesundheitliche Probleme ohne unsere intensive persönliche Mitarbeit in den seltensten Fällen zu lösen sind, ist der erste, aber entscheidende Schritt zu einem besseren, gesünderen Leben bereits getan.

Die Epigenetik stellt sozusagen die Verbindung zwischen unserer Umwelt und unseren von den Vorfahren erworbenen Eigenschaften her. Sie zeigt auf, wie zum Beispiel unser Ernährungsverhalten oder unser Lebensstil so starke Einflüsse auf unsere Gene haben, dass auch die nächste oder übernächste Generation davon betroffen ist, sowohl in körperlicher als auch im seelischer Hinsicht.

Die Erkenntnisse sind wahrlich verblüffend, ich habe es schon angesprochen, werde es aber bei passender Gelegenheit immer wieder hervorheben: Wir haben es tatsächlich vielfach selbst in der Hand, wie gesund wir, unsere Kinder und möglicherweise auch unsere Enkel sein werden. Wie ich schon erklärt habe, gibt es drei »Wandlungsmöglichkeiten«, »Zeitfenster«, die ganz besonders weit offen für jegliche Veränderungen sind, welche durch Umwelteinwirkungen zustande kommen: während der ersten drei Monate der Schwangerschaft, in den ersten drei Jahren nach der Geburt und später noch einmal während der Pubertät. Doch auch außerhalb dieser Phasen können Ereignisse nachhaltig prägend auf uns einwirken, besonders wenn wir dauerhaftem Stress ausgesetzt sind. Deshalb ist es auch so ausgesprochen wichtig, lebenslang auf einen gesunden Lebensstil und ausreichende Entspannung zu achten.

Jetzt wäre es ja ganz praktisch, wenn man kurzerhand Schuldzuweisungen in irgendeine Richtung abgeben könnte, aber ganz so einfach ist das dann doch nicht, denn ein jeder von uns trägt mit seinem Verhalten ja selbst mehr oder weniger direkt und indirekt zum Gesamtgeschehen bei. Wenn wir also auf der einen Seite nicht auf bestimmte Bequemlichkeiten verzichten wollen, sind wir auf der anderen Seite auch für Nachteile wie die Zunahme chronischer Erkrankungen mit verantwortlich.

Natürlich kann die Umwelt nur bedingt von Einzelnen und jeweils nur in geringem Maße verändert werden. Aber viele »kleine« Maßnahmen können in der Summe auch einiges bewirken. Das ist eine Binsenwahrheit. Außerdem müssen wir das Problem zunächst einmal dort anpacken, wo Veränderungen durchführbar sind – und das ist in den allermeisten Fällen bei uns selbst! Damit haben wir zwar noch kein Wunder bewirkt, sind dem aber ein gutes Stück näher gekommen.

Werden wir konkret. Zunächst gilt es einmal, verdächtige, wenn auch nicht in jedem Fall auslösende Faktoren zu erkennen und ihre Disposition möglichst zu meiden. Dazu zählen zum Beispiel Unverträglichkeiten (Allergien) gegenüber bestimmten Nahrungsmitteln und Getränken, Bestandteilen der Atemluft, Artikeln des täglichen Gebrauchs wie Waschmitteln, Weichspülern, Reinigungsmitteln, Schmuckgegenständen und Kosmetika, Zimmerpflanzen oder auch Haustieren.

Ebenso können Dämpfe von Lösungsmitteln, die entweder berufsbedingt oder nur gelegentlich eingeatmet werden, und ganz besonders auch Feinstaubbelastungen, die heutzutage unser aller Gesundheit nicht unerheblich beeinträchtigen, mit zu den auslösenden Faktoren zählen.

Jede der hier genannten möglichen Ursachen umfasst eine mehr oder minder überschaubare Zahl von Substanzen, welche im Einzelfall die Symptome der Krankheit auslösen können.

Aber nicht immer kann man hier auf Anhieb erfolgreich sein. Schwierig wird es zum Beispiel, wenn man den Auslöser der Neurodermitis ohne eindeutigen Hinweis in Allergenen suchen und finden will. Es gibt zurzeit allein über 130 000 mögliche chemische Allergieauslöser, und jährlich kommen Hunderte neue hinzu. Nun finden Sie da mal den richtigen heraus! Dann nehmen Sie die unbegrenzte Anzahl an nichtchemischen Auslösern hinzu und berechnen die Wahrscheinlichkeit, das entsprechende momentane Allergen zu finden. Und selbst wenn Ihnen das gelingen sollte, so ist es noch lange nicht gesagt, ob es bei dieser Fülle das Einzige ist, was Ihnen die Probleme bereitet.

Wir tendieren vielfach dazu, *einen* Bösewicht zu suchen,

der für all unsere Probleme verantwortlich ist. Sobald man ihn dann beseitigt hat, wäre alles in Ordnung, meint man. Doch gerade wer sensibel reagiert, tut das in der Regel auf mehrere Substanzen. Deshalb ist in jedem Fall eine sehr gründliche Erfragung der Krankheitsvorgeschichte (Anamnese[20]) vonnöten. Vermeintliche Kleinigkeiten oder Unstimmigkeiten, die irrtümlicherweise nicht mit der Neurodermitis in Zusammenhang gebracht werden, können hier entscheidenden Einfluss haben. Selbst wenn Sie bei der genauen Ursachenforschung nicht eindeutig fündig werden, sollten Sie mit den in diesem Buch beschriebenen Maßnahmen beginnen. Es lohnt sich in jedem Fall, wie etwa das Beispiel von Jens zeigt.

Jens, ein verblüffender Heilerfolg

Mitte der achtziger Jahre kam eine Familie in meine Sprechstunde, deren vierzehnjähriger Sohn im Säuglingsalter kurz nach der ersten Impfung an Neurodermitis erkrankt war. Der Junge hatte über den ganzen Körper verteilt viele blutige juckende Hauterscheinungen, und auch sonst sprach nichts gegen die Diagnose einer Neurodermitis, die die dermatologische Abteilung einer Hochschule gestellt hatte.
Ich begann mit der Behandlung gegen die Neurodermitis, und nach sechs Wochen war Jens geheilt entlassen. Im Nachhinein gab es noch Komplikationen, aber eine Nachsorge mit telefonischer Beratung gehörte zur Normalität. Der Junge bekam plötzlich bei erscheinungsfreier Haut eine starke Schwellung am Knie, die ich mir zu diesem Zeitpunkt zwar in der Heftigkeit noch nicht erklären konnte, aber

über weitere naturheilkundliche Maßnahmen wurde sie immer mehr zum Verschwinden gebracht.

Als der Junge fast beschwerdefrei war, stellten die Eltern ihn in der Hochschule zur Nachuntersuchung vor. Die Überraschung der Ärzte über den Zustand des Jungen war ausgesprochen groß, vor allem als man feststellte, dass sich bei ihm Gammaglobuline gebildet hatten. Gammaglobuline[21] sind ein wichtiger Bestandteil des Immunsystems.

Diese Antikörper fehlten dem Jungen seit seiner Geburt, und deswegen war er in ständiger Beobachtung durch die Wissenschaftler ebendieser Hochschule, die auch alles über die Jahre hinweg dokumentiert hatten. Menschen mit jenem Defekt überstehen selten die Pubertät, schon kleinste Infektionen können zum Tod führen. Nicht so bei Jens.

Und nun auf einmal hatte er etwas entwickelt, was nach schulmedizinischer Lehrmeinung unmöglich war: Bestimmte Eiweißkörper des Immunsystems hatten sich erst im Alter von vierzehn Jahren durch die Behandlung in unserer Praxis gebildet. Das Unmögliche war also möglich geworden (eine Woche vor der Behandlung waren noch keine Gammaglobuline zu finden gewesen).

Schlafende Gene können also auch nach Jahren noch durch geeignete Maßnahmen »angeschaltet« und damit aktiviert werden. Die Forschungen auf dem Gebiet der Epigenetik scheinen mir da recht zu geben. Und Jens war nebenbei bemerkt in der Pubertät, die wir ja schon als »dritte epigenetische Wandlungsphase« kennengelernt haben …

Fehlbehandlung durch Antibiotika

Die Folgen einer unzutreffenden Einschätzung der Erkrankung können sich höchst nachteilig auswirken. Da der Neurodermitispatient aufgrund der angeborenen Empfindlichkeit seine Abwehrkräfte unbewusst stark strapaziert, ist sein Immunsystem meist vorgeschwächt. Alltägliche Bagatellinfekte, mit denen der Gesunde in der Regel mühelos fertig wird, oft ohne sie überhaupt zu bemerken, machen dem Neurodermitispatienten häufig schwer zu schaffen, selbst wenn offensichtlich keine Immunstörung vorliegt.

Wenn er seine Haut durch Kratzen an den juckenden Ekzemen verletzt, kommt es leicht zusätzlich zu eitrigen Entzündungen, die nur schwer abheilen. Nicht selten werden sie noch von außen zusätzlich infiziert, was zu einer Art Teufelskreis führt. Die Betroffenen werden dadurch oftmals stark entstellt, was wiederum eine darüber hinausgehende starke seelische Belastung zur Folge hat.

Antibiotika werden dann meist als das unumgängliche Mittel der Wahl betrachtet, um einer drohenden Superinfektion entgegenzuwirken.

Nur wird diese Waffe von Jahr zu Jahr wirkungsloser. Galten noch im letzten Jahrhundert Antibiotika mehr oder weniger zu Recht als »Wunderwaffe« gegen viele Erkrankungen, so gibt es mittlerweile genug Stimmen, die ehrlich genug eingestehen, dass marktübliche Antibiotika vor allem in der Zukunft eher schaden, als dass sie irgendeinen Nutzen hätten. Denn das, was Naturheilkundler schon seit Jahrzehnten befürchtet hatten, nimmt mittlerweile sehr rapide äußerst bedenkliche Formen an: Die Keime werden aufgrund zu häufiger, zu schneller und oft leichtsinnig

falscher Anwendung von Antibiotika immer widerstandsfähiger, so dass wir am Ende kein Mittel mehr haben, ihnen
beizukommen: Man denke nur an die Situation mit den sogenannten Krankenhauskeimen MRSA[22]. Und das nicht
nur, weil wir viel zu viele Antibiotika schon wegen kleinerer Infekte zu schlucken bekommen, sondern auch, weil sie
in der Massentierhaltung eingesetzt werden und so mittelbar Auswirkungen auf unseren Organismus haben.

Antibiotika verursachen aber vor allem auch Nebenwirkungen. Für den Menschen nützliche Bakterien leben zum
Teil in der Mundhöhle, aber zum weitaus größten Teil im
Dünn- und Dickdarm, wo auch oral gegebene Antibiotika
(Tabletten, Kapseln) den größten Schaden anrichten. Unsere »guten« Bakterien erfüllen nämlich viele lebenswichtige
Aufgaben, die noch längst nicht alle erforscht wurden.

Antibiotika unterscheiden nun aber leider nicht zwischen
»Freund« und »Feind«. Sie zerstören beide. Wer ein Antibiotikum einnehmen muss, bekämpft damit also nicht nur
die gefährlichen, sondern auch die nützlichen Bakterien.
Das wiederum führt oft zu Störungen des gesamten Verdauungstrakts wie Übelkeit, Durchfall oder Verstopfung,
was zu Folgeproblemen führen kann …

Hilfreich und in jedem Fall anzuraten ist, nach der Antibiotikagabe unter fachkundiger Anleitung Bakterienkulturen aus Lactobacillus, Bifidobacterium und Escherichia coli
(E. coli) einzunehmen. Im Zweifelsfall können Sie über eine
Stuhluntersuchung einen Status Ihrer Darmflora erstellen
lassen, dann wissen Sie genau, welche Bakterien fehlen und
ob andere im Übermaß vorhanden sind.

Allen Fortschritten in der Forschung zum Trotz oder
vielleicht gerade deswegen haben Bakterien Wege gefunden,

sich zu schützen. Ihre Lernfähigkeit und ihre Widerstandskraft sind unvorstellbar. Bestimmte Bakterien gehen mittlerweile sogar schon Verbindungen mit verschiedenen Viren ein und denken gar nicht mehr daran, den »Feind« zu
bekämpfen, sondern machen sozusagen gemeinsame Sache
mit ihm. Früher war dies undenkbar.

Da sich Bakterien in rasender Geschwindigkeit vermehren und verändern können, übertragen sie ihr neu erworbe-
nes Wissen mit jeder neuen Generation auf ihre Nachkom-
men. Die Folge: Sie werden immer widerstandsfähiger gegen alles, was ihnen entgegengesetzt wird.

Mit unvernünftiger und falsch eingesetzter Alltagshygie-
ne und mit heftigem, schnellem Antibiotikabeschuss auch
bei kleineren Problemen wird also genau das Gegenteil von
dem erreicht, was man ursprünglich vermeiden wollte. So
ist es also möglich, dass komplett neue Bakterienstämme
innerhalb kürzester Zeit ihre Abwehr so vervollkommnen,
dass ein Einsatz von Antibiotika nichts mehr bringt.

Sinnvoller ist, nur in schweren bzw. Notfällen auf Antibiotika zuzugreifen und in allen anderen für eine ausgewogene
Bakterienflora zu sorgen, die maßgeblich dafür verantwortlich
ist, dass unser Organismus wieder ins Gleichgewicht kommt.

Allergien

Wenn von der Neurodermitis die Rede ist, kommt meist das
Thema »Allergie« zur Sprache, auch wenn die Krankheit
selbst damit nicht verwechselt werden darf. Allergien sind
ein Sammelbegriff für viele Zustände, die als Folge äußerer
Einflüsse oder Begleitumstände einer ungesunden Lebens-

weise immer mehr zunehmen. Nach Schätzungen leidet jeder Zweite bis Dritte – bewusst oder unbewusst – an einer oder auch mehreren Allergien. Eine zuverlässige Statistik darüber gibt es nicht, da Allergien sich verändern und damit schwer greifbar sind. Sicher ist jedoch, dass in Deutschland Allergien im Vergleich zu vielen anderen Ländern verbreiteter sind. Und bei Allergien spielen die Familie und das entsprechende Umfeld fast immer eine entscheidende Rolle mit. Außerdem sollte es uns zu denken geben, dass Stadtkinder stärker an Allergien leiden als Kinder vom Land.

Aber gehen wir erst einmal ein wenig in die Vergangenheit zurück: Die Wortelemente des Begriffs »Allergie«[23] stammen aus dem Altgriechischen. Ihre heutige, seit 1906 bestehende Bedeutung geht auf den Wiener Kinderarzt Clemens von Pirquet (1874–1929) zurück und bedeutet in freier Übersetzung »andersartige Reaktion«. Das Phänomen freilich ist nicht neu. Bereits in der Antike waren Asthma, Schnupfen, Husten und Hautausschläge bekannte Leiden, wovon ein bestimmter Teil der Bevölkerung mehr oder weniger regelmäßig heimgesucht wurde, während die meisten aus unerklärlichen Gründen davon verschont blieben. Heute wissen wir, dass die Fähigkeit des Körpers, allergisch zu reagieren, vor allem auf eine Anlage der Überempfindlichkeit zurückgeht, die sich bei passender Gelegenheit bemerkbar macht. Die meisten Stoffe, die auf irgendeinem Weg in den Körper gelangen, werden in der Regel nach dem Erfüllen ihres Zwecks als harmloses »Passagegut« entweder ausgeatmet oder über Nieren, Darm und Haut ausgeschieden, ohne großartig Alarm zu schlagen. Beim Allergiker ist das anders. Sein Immunsystem greift auch eigentlich ungefährliche, alltägliche Stoffe an, als ob sie körperfeindlich wären.

Es mobilisiert sofort sämtliche Abwehrkräfte und verursacht dadurch Reaktionen wie Asthma, Bronchialkatarrh, Husten, Heuschnupfen, Hautveränderungen oder andere organische Beschwerden vielfältiger Art, die häufig nicht als allergische Erscheinungen erkannt werden. Wenn etwa eine Allergie gegen gewisse Chemikalien oder Stoffe besteht, können schon minimale Mengen dieser Substanzen, die analytisch kaum nachweisbar sind, als Allergene wirken und hochgradig krankhafte Reaktionen auslösen.

Ein Allergen ist eine meist harmlose Substanz, zum Beispiel Blütenstaub, die bei entsprechend veranlagten Menschen (ebenjenen Allergikern) Krankheitserscheinungen verursachen kann. Antigene sind körperfremde Eiweißstoffe, zum Beispiel Bakterien (Krankheitskeime), die im Organismus die Bildung von Antikörpern (wie bei einer Impfung) bewirken, um das körperfremde Eiweiß unschädlich zu machen. Antikörper sind im Blut gebildete Abwehrstoffe, mit denen der Organismus auf eingedrungene Antigene reagiert, um sie zu vernichten.

Parallelen zur Neurodermitis

Das Problem zahlreicher Allergien, denen wir uns in der naturheilkundlichen Praxis gegenübersehen, besteht darin, dass ihre Symptome infolge von Fehldiagnosen für selbständige Krankheiten gehalten und demzufolge falsch behandelt wurden.

Ein Bronchialkatarrh, der regelmäßig jedes Frühjahr wiederkehrt, oder Asthma, das sich alljährlich pünktlich mit dem ersten Novembernebel einstellt, konnten vielleicht mit chemischen Medikamenten zeitweilig ruhiggestellt werden, aber der tatsächliche Auslöser der Allergie bleibt weiterhin unerkannt bestehen. Dadurch werden die Symptome wegen vermeintlicher Therapieresistenz als unheilbar chronische Leiden aufgefasst, mit denen der Patient halt leben müsse.

Und es gibt eine weitere Gemeinsamkeit mit der Neurodermitis: Da es wie gesagt unzählige Allergene gibt, die sowohl eingeatmet als auch mit Speise und Trank in den Körper gelangen können, ist es in der Regel sehr schwierig herauszufinden, welche der zahlreichen in Betracht kommenden Substanzen für die allergischen Symptome des Patienten verantwortlich sind. Meist sind es mehrere.

Im Allgemeinen gibt sich der Patient, dessen Beschwerden fürs Erste gebannt sind, damit zufrieden. Erst wenn sein Leiden immer wieder, meist mit jedem Mal stärker als zuvor zurückkommt, beginnt er zu begreifen, dass einer ärztlichen Kunst, die sich nur mit dem Lindern von Symptomen befasst, enge Grenzen gesetzt sind.

Wer also die Symptome unterdrückt, an denen ein Allergiker wie ein Neurodermitispatient leidet, fällt dem auf natürliche Weise reagierenden Organismus gewissermaßen »in den Rücken«, indem er ihn an den Versuchen hindert, sich selbst von krank machenden Einflüssen zu befreien.

Wir unterscheiden zwischen Allergenen, die eingeatmet werden, und solchen, die auf oralem Wege, also über den Mund in den Körper gelangen. Und dann gibt es da auch noch diejenigen, die bei einfachem Kontakt auftreten.

Bei den sogenannten Kontaktallergien kann es sich also ebenso um Schmuck (Nickelallergie), Waschmittel, Weichspüler, Duschgel, Shampoo, Bodylotion, Hautcreme oder Haargel, Haarspray und so weiter handeln wie auch um das Material der getragenen Kleidung.

Bei den oralen Allergien kann es sich sowohl um Amalgamplomben, Nahrungsmittel oder Getränke als auch um Medikamente handeln, zu denen in Ausnahmefällen sogar der normalerweise als harmlos geltende Kamillentee gehören kann.

Was die Wirkung auf den Körper betrifft, so besteht zwischen eingeatmeten Allergenen und solchen, die Nahrungsmittel oder Arzneien sind, kein wesentlicher Unterschied. Die einen wie die anderen lösen im Organismus jene Reaktionen aus, die eigentlich dazu bestimmt sind, Krankheitserreger abzuwehren.

Manchmal erfolgt die Reaktion schon nach dem ersten Kontakt, bei luftgetragenen Allergenen – wie zum Beispiel Blütenstaub – in den Atemwegen, wo der überempfindliche Organismus sofort mit der Bildung von Antikörpern beginnt. Diese heften sich wie Kletten an die Zellwand, um dort den mit dem nächsten Atemzug eintreffenden Pollennachschub abzufangen, ihn an sich zu binden und dadurch zu vernichten. Dieser chemische Vorgang an der Außenhaut der Zelle regt diese an, das Gewebehormon Histamin abzusondern, das in der Haut einen starken Juckreiz auslöst und in den Atemwegen Schnupfen oder Katarrh verursachen kann.

Bei den verspeisten oder getrunkenen Allergenen erfolgen diese Reaktionen gewöhnlich mit einer verdauungsbedingten Verzögerung im Magen-Darm-Trakt. Dort können sie zuweilen auch ausbleiben, wenn das Allergen infolge abwechslungsreicher Kost vorübergehend nicht zugeführt wird. An jeder allergischen Reaktion des Körpers ist das Immunsystem immer direkt oder indirekt beteiligt.

Die Neurodermitis wie die Allergie wird durch eine zusätzliche Belastung des Körpers genauso verstärkt, wie es bei jeder anderen Erkrankung auch der Fall ist. Dabei ist festzuhalten, dass nicht nur jeder Betroffene auf seine ganz persönliche Art reagiert, sondern auch sehr viele innere und äußere Umstände eine große Rolle spielen.

Jahreszeit, Klima und Wetterlage, die sowohl die Intensität als auch die Dauer der Reaktionen beeinflussen, sind Beispiele für unkontrollierbare Einflüsse auf die auslösenden Mechanismen der Neurodermitis wie der Allergie.

Ein kleiner Schnupfen kann die Symptome wieder verstärken, und jede noch so kleine Infektion oder auch als negativ empfundene psychische Belastung vermindert die innere Abwehrbereitschaft und ebnet somit den Weg für Krankheiten.

Ob es sich dabei im Einzelfall jetzt um Symptome von Neurodermitis oder einer der unzähligen Allergien handelt, ist dabei weniger von Bedeutung. Viel wichtiger ist die naturheilkundliche Erkenntnis, dass es nur im äußersten Notfall ratsam ist, die Bemühungen des Organismus, das Ausscheiden von Giften, zu unterbinden.

Wenn man auf Dauer zu starke, aber schnellwirkende Medikamente wie zum Beispiel Cortison einsetzt, hat es neben den ohnehin unerwünschten Nebenwirkungen den schwerwiegenden Nachteil, dass die am Ausscheiden gehinderten Giftstoffe sich anderswo im Körper ablagern oder an anderen Organen schädliche Wirkungen entfalten, die zumeist nicht sofort erkennbar sind.

Nicht ohne triftigen Grund wird also immer wieder der Vorwurf iatrogener Verschlimmerungen erhoben, wenn die ursprünglichen Symptome verdrängt wurden und man damit einer Verschiebung in andere Körperregionen im wahrsten Sinne des Wortes Vorschub geleistet hat. Man spricht dann von einer »progressiven Vikaration«[24]. Darunter versteht man den Leistungsausgleich eines Organs bei Unzulänglichkeit (Insuffizienz) eines anderen, bei dem das nun betroffene Organ überfordert ist. Es tritt die Verschlechterung des Zustands ein, weil eine »einfachere« Krankheit sich zu einer schwereren gewandelt hat – zum Beispiel kann die unterdrückte Hautatmung zu Asthma führen.

Aus ganzheitsmedizinischer Sicht betrachtet, ergibt sich hieraus für das Krankheitsbild der Allergie wie der Neurodermitis die Konsequenz: Wenn die an der Haut sichtbar gewordenen äußerlichen Symptome eines Leidens unterdrückt und ihre grundlegenden, tieferliegenden Ursachen nicht behandelt werden, entsteht stellvertretend für das Hautsignal irgendwo im Körper ein anderes Symptom, mit dem das Leiden auf sich aufmerksam machen will und das schwieriger zu diagnostizieren und zu heilen ist als das zuerst entstandene. So ist es kein Einzelfall, dass ein einfacher allergischer Schnupfen bei falscher Behandlung »verschwindet«, um kurze Zeit später wieder als Hauterscheinung aufzutreten. Eine daraufhin folgende »erfolgreiche« Cortisonbehandlung führt dann zwar zur glatten, juckreizfreien Haut, aber in vielen Fällen entsteht dafür chronische Bronchitis oder Asthma.

Der Hautarzt bekommt einen guten Ruf, der Lungenfacharzt einen neuen Patienten, und die Pharmaindustrie muss nicht um den Verlust ihrer Kundschaft bangen. So schließt sich wieder ein Kreis, und wenn es »nur« der Teufelskreis für den Patienten ist, den er meist zuallerletzt begreift.

In diesem sogenannten »atopischen Formenkreis«, zu dem ja außer Heuschnupfen nicht nur die Neurodermitis, sondern auch chronische Bronchitis und schweres Asthma gehören, ist die gängige Schulmedizin, Hand in Hand mit der Pharmaindustrie, als Meister im Verdrängen und Erzeugen von neuen Symptomen zu sehen. Das steht in krassem Gegensatz zu einem Grundsatz der Medizin, der da lautet:

Zunächst nicht schaden, zweitens vorbeugen, drittens heilen: Primum nil nocere, secundum cavere, tertium sanare.

Und wenn wir auch hier wieder an die Erkenntnisse der Epigenetik denken, können wir uns leicht ausmalen, dass diese Fehler der vorherigen Generation Auswirkungen auf die nächste haben, ja wahrscheinlich sogar auf die übernächste Generation.

Die Natur ist unbestechlich und zeigt uns den Weg, der stattdessen gegangen werden muss, wenn wir bereit sind, auf sie zu hören und mit ihr zusammenzuarbeiten.

Angesichts dieser Tatsache achtet die Naturheilkunde bei der Beurteilung auch von lokal begrenztem Krankheitsgeschehen in der Regel auf eine holistische, ganzheitsmedizinische Betrachtungsweise. An erster Stelle stehen hier eine gründliche Entschlackung und Entgiftung des gesamten Organismus, besonders des Darms, sowie eine Untersuchung und der Aufbau einer gesunden Darmflora, was eine so wichtige Entlastung des gesamten Immunsystems darstellt.

Doch darauf kommen wir später zu sprechen. Bleiben wir zunächst noch ein wenig beim Thema »Neurodermitis und Allergien«.

Luftgetragene Allergene

Die Luft, die wir atmen, ist niemals das reine Gemisch aus den natürlichen Gasen der Erdatmosphäre. Ihre knapp 80 Prozent Stickstoff, die reichlich 20 Prozent Sauerstoff und ein praktisch bedeutungsloses Prozent verschiedener Edelgase sind mit wechselnden Mengen Wasserdampf (Luftfeuchtigkeit) und zahlreichen Schwebstoffen verschiedenster Herkunft gemischt, die wir zwangsläufig fortwährend mit ein- und ausatmen.

Ein Teil dieser Schwebstoffe entstammt der unbelebten Natur. Feinste Staubteilchen, Verwitterungsprodukte der Erdkruste, die der Wind aufwirbelt, halten sich unter seinem Einfluss beinah unbegrenzte Zeit schwebend in der Luft. Die aus aktiven Vulkanen mit wechselnder Intensität entweichenden Dämpfe, die zum Teil bis in die Stratosphäre geschleudert werden, sind nach Jahren noch in der Lufthülle nachweisbar, genauso wie die meisten anderen Emissionen. Damit meine ich nicht nur die Autoabgase, sondern genauso die von Fabriken, Flugzeugen und Kohlekraftwerken – nicht zu vergessen sind auch Waldbrände.

Indem die Erde sich wie ein Kreisel um ihre eigene Achse dreht, reißt sie sozusagen die Lufthülle mit sich. Die dadurch erzeugte Fliehkraft begünstigt in Verbindung mit atmosphärischen Strömungen und Temperaturschwankungen, dass die Luft ständig mit schwebenden Substanzen überfrachtet ist.

Hierzu kommen, seitdem die Erde belebt ist, allerlei Substanzen aus dem Tier- und Pflanzenreich. Haare, abgeschilferte Hautpartikel, Federn und Blütenstaub (Pollen) schweben unterschiedlich lange in der Luft und werden zum Teil von Mensch und Tier wieder ein- und ausgeatmet, bis die Luftfeuchtigkeit sie bindet und mit dem Regen aus der Atmosphäre herauswäscht. All diese Substanzen bergen Eigenschaften, die unsere Atemluft mehr oder weniger spürbar anreichern.

Bei regnerischem Wetter fliegt kein Blütenstaub, und nach ausgiebigen Niederschlägen ist die Luft nahezu frei davon. Daher fühlen sich Menschen, die an Heuschnupfen erkrankt sind, verständlicherweise bei Regen am wohlsten.

Das klimatische Süd-Nord-Gefälle zwischen dem Alpenraum und der Nordküste Mitteleuropas gewährt im Frühjahr einen Spielraum von wenigstens acht Wochen, manchmal auch länger, in dem es zu unterschiedlichen Zeiten blüht. Im Lauf des Jahres nimmt der Einfluss des Wetters auf den Pollenflug ab, erreicht aber um die Jahresmitte, wenn allenthalben die Gräser blühen, einen zweiten Höhepunkt.

Für Neurodermitispatienten und jene Allergiker, die auf Blütenstaub empfindlich reagieren, sind damit Jahreszeiten festgelegt, in denen ihre Leiden verstärkt auftreten. Das »Allergen Blütenstaub« gehört zu den lebenswichtigen Substanzen des Pflanzenreichs. Es enthält, ähnlich wie männliche Samenzellen bei Mensch und Tier, die eine Hälfte der Erbsubstanz, die sich beim Bestäuben des Blütenstempels mit der weiblichen Komponente verbindet, damit eine neue Pflanze entstehen kann.

Wenn die winzigen Pollenkörnchen, die wir einatmen, mit der Feuchtigkeit unserer Atemwege in Berührung kommen, löst ihr hochwirksamer Inhalt bei entsprechender Veranlagung des Patienten die überempfindlichen (allergischen) Reaktionen aus, die wir als Heuschnupfen, Asthma oder Bronchialkatarrh kennen und die auch einer der Auslösefaktoren für zum Beispiel Neurodermitis sein können.

Dabei ist festzuhalten, dass nicht jede Pollenart bei jedem Allergiker diese Folgen zeitigt. Mancher Patient, der im Frühjahr vom Pollenflug der Erlen, Haselsträucher, Weiden und Birken unberührt bleibt, erkrankt mitten im schönsten Sommerwetter durch den Blütenstaub der Gräser. Ob solche Krankheitsbilder als Mitursachen von Neurodermitis aufgefasst werden müssen, hängt davon ab, wie sie sich bei dem Patienten in das Gesamtkrankheitsbild einfügen, was sich eben in den unterschiedlichsten Formen und Erscheinungen äußern kann.

Husten oder niesen Sie manchmal, obwohl Sie nicht erkältet sind? Oder tränen Ihnen die Augen, auch wenn Sie nicht gerade Zwiebeln schneiden?

Der Grund dafür könnte eine Hausstauballergie sein. Was es damit auf sich hat, wird erst in jüngster Zeit ernsthaft erforscht. Denn immer mehr Menschen klagen über Atembeschwerden, die offensichtlich während oder kurz nach dem Staubsaugen auftreten. So praktisch es ja ist, dass Teppichklopfer, Handfeger und Kehrschaufeln nicht mehr die Rolle spielen, die ihnen früher zukam, und so gewiss der moderne Haushalt ohne Staubsauger kaum vorstellbar ist, so sicher bringen sie Probleme mit, die jeder schon mal gerochen hat. Wo staubgesaugt wird, riecht es nach allem anderen, bloß nicht nach frischer Luft!

Nach Umwelt, Jahreszeit und Landschaft verschieden, setzt Hausstaub sich aus Ruß, Stein- und Baustaub, Blütenstaub und dem Abrieb von Textilien zusammen. Manches davon weht durch Türen und Fenster herein, und vieles tragen wir, mehr oder weniger ohne es zu wissen, mit den Kleidern und Schuhen ins Haus. Davon soll jedoch hier nicht die Rede sein.

In Nord- und Mitteleuropa, die Hochgebirge ausgenommen, gehören Hausstaubmilben zu unserem »ökologischen Umfeld«. Es gibt kaum ein Wohnhaus, in dem wir sie nicht antreffen.

Mit fehlender Reinlichkeit hat das überhaupt nichts zu tun. Der gepflegte Haushalt ist ebenso betroffen wie der vernachlässigte. Nur weiß es meistens keiner!

Diese winzigen »Lästlinge«, die je nach Alter und Ernährungszustand zwischen 250 und 400 Mikrometer messen, bleiben dem bloßen Auge verborgen. Soweit bisher bekannt ist, übertragen sie zwar keine Krankheiten, aber ihre Exkremente (Tausendstelmillimeter) sind durch ihre chemische Beschaffenheit bei entsprechender Veranlagung für eine Form von Allergie verantwortlich, die sich mittlerweile unaufhaltsam ausbreitet.

Die Zahl der Hausstauballergiker wird in Deutschland auf gegenwärtig acht bis zehn Millionen geschätzt, und auch im Falle der Neurodermitis kann die Hausstaubmilbe eine nicht zu unterschätzende Funktion haben. Wer nur leicht betroffen ist, kommt mit ein wenig Hüsteln, einem bisschen Niesen oder tränenden Augen davon. Empfindlichere Menschen sind aber schon in solche Atemnot geraten, dass sie mit Blaulicht und Martinshorn ins Krankenhaus gebracht werden mussten.

In unseren Betten leben durchschnittlich 300 bis 500 Milben, und die Zahl der abgestorbenen, die mitsamt ihren nach Millionen zählenden Kotklümpchen selbst in den tiefsten Schichten von Matratzen noch anzutreffen sind, beläuft sich im Allgemeinen auf mehrere tausend. Aus dem Bedarf heraus haben sich mittlerweile einige Reinigungsdienste auf die aufwendige Sanierung von Matratzen spezialisiert, und nach und nach legen auch immer mehr Hotels Wert auf wirklich saubere Matratzen.

Das aber ist noch wenig im Vergleich mit Zuständen, die in vielen Wohnzimmern herrschen. Die Couch, auf der wir dem Besucher ein Bett herrichten, und die Polstergarnitur beherbergen im Durchschnitt 5000 bis 6000 lebende Milben. Im Teppich befindet sich glatt noch einmal dieselbe Anzahl, und daraus folgt, die abgestorbenen »Haustierchen« mit einberechnet, eine millionenfache Anzahl von Exkrementen, der wir uns nur schwer entziehen können. Hinzu kommen unzählbare Millionen an Kotklümpchen, wovon ein beachtlicher Teil beim Staubsaugen zwar vorn aufgesaugt, aber hinten wieder hinausgepustet wird, um sich nach stundenlangem Schweben in der Zimmerluft irgendwo als »Hausstaub« abzulagern. So bekommen auch Kissen und Kuscheltiere ihren Anteil ab.

Die Hersteller von Staubsaugern wissen das längst. Deshalb sind in modernen Geräten die Papiertüten von einst durch engmaschig gewebtes Material ersetzt, wodurch das Gröbste im Filterbeutel zurückbleibt. Doch was kleiner ist als 0,3 Mikrometer, schlüpft immer noch mit der Abluft durch die Maschen.

Seit man das erkannt hat, wurden Mikrofilter eingeführt, in denen noch manches Kleinere hängen bleibt, aber die allergenträchtigen Kotklümpchen der Hausstaubmilben sind so winzig, dass sie auch diese Filter noch durchdringen und nach wie vor für »dicke Luft« sorgen, wo herkömmlich Staub gesaugt wird. Die Milbe zu bekämpfen ist demnach eine knifflige Aufgabe. Viel zu gut hat sie sich unseren Lebensumständen angepasst. Vor Giften, womit wir sie in der Tiefe des Teppichflors und im Innern von Polstermöbeln vernichten könnten, sind sie ziemlich sicher, weil wir uns damit selbst schädigen würden. Auch wenn es gelänge, alle Milben umzubringen, wäre im Hinblick auf die Probleme der Allergiker nur wenig gewonnen, denn die eigentlichen Krankmacher, jene winzigen Kotklümpchen von längst abgestorbenen Milbengenerationen, würden ja damit nicht beseitigt, sondern wirbelten wie gesagt nach wie vor im Abluftstrom der Staubsauger.

Hat man also den Verdacht oder die Gewissheit, allergisch darauf zu reagieren, sollte man sich auf jeden Fall in guten Fachgeschäften beraten lassen oder im Internet informieren und sich ein optimal auf sich »zugeschnittenes« Staubsaugergerät besorgen – es wird der ganzen Familie zugutekommen.

Fakten zur Hausstaubmilbe

Es gibt eine ganze Reihe von Milben und Gattungen wie zum Beispiel die Polster-, die Lauf- und vielleicht noch die Raub- und die Vorratsmilbe. Sie alle gehören der Gattung Spinnen an.

In einer für Milben freundlichen Umgebung vermehren sie sich über Eier rasch. Sie sind sehr genügsam. Ein bis zwei Gramm menschliche Hautabschuppung ernähren etwa eine Million Hausstaubmilben täglich. Aus diesem Grund und weil sie sich unter ähnlichen klimatischen Bedingungen wohl fühlen wie wir, teilen sie, ohne unseren Tagesablauf zu stören, mit uns denselben Lebensraum.

Die Konzentration an Hausstaubmilben nimmt auch dann im Haus zu, wenn wir beginnen, der Kälte zu entfliehen: im Herbst und Winter, wenn es so richtig kuschelig warm in unseren Räumen ist. Dann braucht es nur noch die optimale Luftfeuchtigkeit von 60 bis 85 Prozent und eine Temperatur von circa 25 Grad Celsius. Bettwärme mögen sie am liebsten. Kritisch wird es nur dann, wenn wir mit ihren Stoffwechselprodukten in Kontakt geraten. Die eigentlich allergieauslösende Substanz ist ein Eiweiß namens Guanin, das beim Zerfall des Milbenkots entsteht. Vor allem bei Atemwegskontakt, aber eben auch bei entsprechendem Hautkontakt kann dieses Fremdeiweiß ähnlich wie bei dem der Kuhmilch zu starken Abwehrreaktionen des Körpers führen.

Folgende vorbeugende Maßnahmen sind hierbei zu beachten:

- Sie sollten alle Räume stets gut durchlüften, trocken und sauber halten, denn das mögen die Milben überhaupt nicht.
- Kopfkissen und Bettdecken müssen Sie häufig waschen (Kochwäsche).
- Reduzieren Sie Staubfänger wie viele Teppiche, offene Bücherregale, viele Kissen oder Stofftiere.

- Bei der Wahl der Staubsauger sollten Sie auf Geräte mit speziellen Feinstaubfiltern achten.
- Matratzen können Sie mit einem allergendichten Bezug (Encasing) ausstatten.
- Ältere Matratzen tauscht man am besten aus.
- Als Urlaubsziele wählt der Hausstauballergiker am besten Meeresnähe oder Hochgebirge über 1000 Meter.
- Die Putzarbeit sollte nach Möglichkeit nicht vom Betroffenen selbst durchgeführt werden.
- Kuscheltiere werden durch einen kurzen Kälteschock in der Kühltruhe von Hausstaubmilben befreit. Wenn es geht, danach waschen oder gründlich ausklopfen.
- Teststreifen für Hausstaubmilbenbefall gibt es in allen Apotheken.

Während es sich bei der Pollenallergie vielfach um ein saisonabhängiges Leiden handelt, bleibt die Allergie gegen Hausstaubmilben ganzjährig aktuell.

Wenn eine Allergie in irgendeiner Form Teilaspekt einer Neurodermitis ist, wird dem geplagten Patienten nichts weiter übrigbleiben, als die häuslichen Gegebenheiten möglichst so abzuändern, dass Hausstaubmilben in seiner Umgebung schlechte Chancen haben.

Leider gibt es aber auch Allergene, die man nicht so einfach aus der Welt schaffen kann, und wenn man sich nicht mit einem Glaswürfel umgeben möchte, bleibt eigentlich nur, dass man sich zeitlich danach richtet und versucht, den Aggressoren aus dem Weg zu gehen.

Der Pollenflug zum Beispiel (siehe den Pollenflugkalender im Anhang) beginnt in der Regel zwischen 3.00 und 5.00 Uhr morgens, so dass die Pollenbelastung am Vormittag am höchsten ist. Tritt Neurodermitis in dieser Zeit verstärkt auf, ist es notwendig, zuallererst einmal an die Möglichkeit einer Pollenallergie als möglichen Auslösefaktor zu denken und diese mit geeigneten Gegenmaßnahmen zu überwinden.

Naturheilkundliche Methoden bei der Bestimmung der Reizauslöser gibt es zuhauf, und man sollte zumindest einige ausprobieren, bevor man über den schulmedizinischen Weg einer Desensibilisierung nachdenkt.

Der kinesiologische Muskeltest

Als Beispiel will ich die sogenannte Kinesiologie nennen, die schon so manchem meiner Patienten in allen möglichen Lebenssituationen aus der »Bredouille« geholfen hat, vor allem eben auch, wenn es um die Austestung von Unverträglichkeiten ging. Natürlich gibt es noch viele andere Methoden. Ein Therapeut für Naturheilverfahren hilft Ihnen da sicher weiter.

Unter dem Begriff »Kinesiologie«[25] versteht man im Allgemeinen die Lehre von der Physiologie der Bewegungsabläufe, in der Naturheilkunde speziell ein leicht zu erlernendes und selbst anwendbares Verfahren, dessen Untersuchungs- und Behandlungsgegenstand die Muskulatur ist. Dazu greife ich auf mein Buch *Die heilsame Leber- und Gallenreinigung* zurück. Dieser, wie ich meine, unverzichtbare Praxisteil ist nämlich auch für andere Problembereiche relevant, so dass ihn der eine oder andere Leser womöglich schon kennt.

Die Kinesiologie ist also eine Technik, die uns überall da helfen kann, wo wir uns unseres Bauchgefühls und unserer Intuition nicht mehr ganz so sicher sind. Sie kann allerdings auch zu einer kleinen täglichen Übung werden, die uns genug Energie bringt, unseren Alltag stressfreier zu erleben und zu genießen, als wir es bisher gewohnt sind.

Die Kinesiologie geht nämlich von der Annahme aus, dass der Körper selbst am besten weiß, was ihn stärkt bzw. schwächt. Durch gezielte Übungen respektive wirkungsvolle Korrekturen wird blockierte Energie wieder zum Fließen gebracht. Somit werden Stauungen gelöst, was die Selbstheilungskräfte aktiviert.

Der Muskeltest ist das wichtigste Arbeitsinstrument in der Kinesiologie, er ist die Reizrückkopplung unseres Körpers. Mit diesem Rückmeldesystem bekommen wir einen einfachen und schnellen Zugang zu unserem Unterbewusstsein. Doch wie funktioniert der Muskeltest?

Normalerweise werden unsere Muskeln durch das Gehirn über elektrische Reize zum willkürlichen Nervensystem und von da aus zu unseren Muskelzellen gesteuert. Sie führen also das aus, was wir wollen, wie zum Beispiel lachen, die Hand zur Begrüßung heben, die Faust ballen oder auch am Computer schreiben. Droht jedoch Gefahr, wird für einen Augenblick die willkürliche Muskeltätigkeit unterbrochen, und wir reagieren automatisch. Das heißt, wenn es vonnöten ist, wird die bewusste Bewegung zugunsten lebenserhaltender Reflexe außer Kraft gesetzt, und das Unbewusste übernimmt die Führung, und zwar so lange, bis keine Gefahr mehr droht.

Unser Unterbewusstsein stärkt oder schwächt unsere Energien, je nachdem, wie es selbst stärkende oder schwächende Einflüsse erhält. Das ist der Vorgang, den man sich mit Hilfe der sogenannten autonomen Regulationsdiagnostik (Muskelreflextest) zunutze macht, um »Gut« und »Böse« unter Umgehung der heutzutage oftmals doch sehr betrogenen Sinne zweifelsfrei unterscheiden zu können.

So zeigen sich Nahrungsmittelunverträglichkeiten, Allergene oder auch psychische Belastungen genauso, wie selbstverständlich auch die Alltagsgifte entdeckt werden, die bei Ihnen vielleicht eine entscheidende Rolle spielen können. Auch Fragen wie »Soll ich diesen Job annehmen oder mal etwas ganz anderes versuchen?«, »Soll ich Tomatensalat oder Spaghetti essen?«, »Welche Nahrungsmittel oder Medikamente tun mir gut und welche weniger?«, »Soll ich mich weiter in Geduld üben?« und so fort erfahren eine sichere Entscheidungshilfe.

Die Entscheidungen, die wir treffen, verstärken oder schwächen unser Wohlbefinden. Natürlich wissen wir, dass uns manche Dinge guttun und andere uns schaden. Aber wissen wir denn in jedem Moment und in jeder Situation, was jetzt gerade gut oder schlecht für uns ist? »Das kann man vorher nicht wissen«, sagen Sie vielleicht.

Wenn man die Kinesiologie beherrscht, geht das in vielerlei Hinsicht schon. Unser Körper lügt nämlich nicht. Er sagt uns durch einen einfachen Test jederzeit, was er gerade benötigt, damit Stoffwechsel, Psyche und Bewegungsapparat nicht aus der Balance kommen. Eine schlechte, falsche Nachricht an unseren Körper, wie zum Beispiel das gedankliche Vorstellen einer im Moment nicht passenden Medizin, bedeutet immer Stress bzw. Energieverlust. Eine schwache Muskelreaktion macht dies sogar leicht messbar. Demgegenüber stärken positive Informationen unsere

Muskelkraft. Benötigt beispielsweise unsere Leber gerade Energie für ihren Stoffwechsel, und wir stellen uns während des Muskeltests eine Nudelspeise vor, ist der Oberarmmuskel so stark, dass ihn der Tester nur sehr schwer herunterdrücken kann. Stellen wir uns dagegen vielleicht einen Tomatensalat vor, verliert der Muskel sofort seine Kraft. Über den Muskeltest macht die Kinesiologie also verborgene Belastungsfaktoren sichtbar.

Probieren Sie es doch einfach mal aus, wie Ihr Körper gegenüber verschiedenen Stoffen eine ablehnende oder positive Haltung einnimmt.

So wird der kinesiologische Muskeltest ausgeführt

Am Anfang stellen Sie sich bequem hin und strecken einen Arm seitlich rechtwinklig von Ihnen ab. Jetzt tritt der Tester vor Sie Auge in Auge hin, legt eine Hand flach auf Ihr ausgestrecktes Handgelenk und die andere auf die Schulter (Deltamuskel) vom anderen Arm. Dann drückt er mit sanftem, aber kräftigem Druck für maximal fünf Sekunden Ihren ausgestreckten Arm herunter. Sie halten jedoch mit aller Kraft dagegen. Dabei sollen sich sowohl Sie als auch der Prüfer den Druck bzw. Gegendruck genau einprägen.

Nach der Feststellung Ihres allgemeinen Kräftestatus nehmen Sie in die seitlich am Körper anliegende Hand ein Stück Zucker oder eine Zigarette und wiederholen den Test. Sie werden sich wundern, wie kraftlos Ihr ausgestreckter Arm mit dem kleinsten Druck nach unten fällt. Danach probieren Sie dasselbe mit einem Stückchen Apfel oder Knoblauch aus, der Unterschied wird Sie überraschen.

Sie werden bald selbst herausfinden können, was Ihnen den Elan raubt und was Ihnen Energie bringt. Es geht sogar oft dahin, dass der Prüfer bei stark kraftraubenden Bereichen nur mit seinem Zeigefinger und geringstem Aufwand Ihren Arm nach unten drücken kann, während bei sogenannten »Kraftgebern«, zum Beispiel Produkten aus der Natur wie Kräutern, Gemüse oder Obst und Honig, erheblich mehr Energie notwendig ist, um den gleichen Effekt zu erzielen. Probieren Sie es einfach aus und üben Sie dann, um immer sicherer zu werden.

Für die Fortgeschritteneren gibt es im Sanitätshaus kleine Handbälle, Press-Eggs, und für die Verspielteren unter Ihnen auch Handknete für wenig Geld zu kaufen. Damit können Sie sogar unterwegs nachprüfen, was Ihnen Kraft gibt oder raubt. Bis Sie eines Tages beim Einkauf oder angesichts einer Speisekarte durch Druck bereits feststellen können, was vielleicht weder Ihr Auge noch die Nase Ihnen mitzuteilen vermögen.

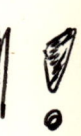

Darmflora und Symbioselenkung

Nachdem man im 19. Jahrhundert entdeckt hatte, dass im menschlichen Darm zahlreiche Bakterien vorhanden sind, hielt man dies zunächst für einen krankhaften Zustand. Man ging davon aus, dass alle Bakterien im lebenden Körper zwangsläufig Erkrankungen hervorrufen müssten. Dann aber sah man, dass es neben den »bösen« auch »gute« gab. Als man sich Mitte des letzten Jahrhunderts mit diesem Phänomen langsam eingehender zu befassen begann, wurde erkannt, dass eine normale bakterienbesiedelte

Darmflora für die Gesundheit des Menschen eine zentrale Rolle spielt.

Im Darmkanal sind normalerweise vielerlei verschiedene Bakterienarten anzutreffen, die teils der Fäulnisflora (Putride[26]), teils der Säuerungsflora angehören. Im Idealfall besteht ein biologisches Gleichgewicht, das man heutzutage aber nur selten vorfindet und das man als »Eubiose« bezeichnet. Es ist sozusagen die Voraussetzung für unsere Gesundheit. Im krankhaft gestörten Zustand findet man dagegen ein Missverhältnis vor, das im Fachjargon »Dysbiose«[27] genannt wird.

Bei dysbiotischen Verhältnissen im Darm hat die Säuerungsflora meist erheblich abgenommen, während Fäulnisbakterien sich übermäßig ausgebreitet haben. Mithin besteht das Therapieziel darin, diesen Zustand durch Vermehren der Säuerungsflora umzuwandeln, wodurch die Fäulnisflora auf ihren ursprünglichen Bestand zurückgedrängt wird.

Das Problem ist leichter lösbar, als zuweilen befürchtet. Die Natur trifft nämlich bei oraler Zufuhr von Keimen schon selbst eine nützliche Auswahl. Die meisten Krankheitserreger und Fäulnisbakterien, die durch den Mund ins Körperinnere gelangen, sind gegen das salzsaure Milieu des Magens sehr empfindlich. Sie sterben darin ab, bevor sie den Darmtrakt erreichen, während erwünschte Symbionten[28] als naturgewollte Partner die Säuresperre im Magen unbeschädigt überwinden. Der Erfolg tritt umso sicherer ein, je höher die Zufuhr von körperfreundlichen Keimen dosiert wird und je eher der Patient bereit ist, auf die Bedürfnisse seiner Darmflora Rücksicht zu nehmen. Was in dieser Richtung zu tun ist, erfährt er sowohl im Befundbericht des Labors als auch von der Interpretation des Behandlers.

Eine gezielte Symbioselenkung durch Zufuhr genau ausgewählter Kulturen, manchmal über Monate hinweg, führt in den meisten Fällen zu einer Normalisierung der Probleme, die direkt oder indirekt durch eine Dysbiose hervorgerufen worden sind. Günstigstenfalls kann das durchaus, wie ich selbst schon oft beobachtet habe, zur vollkommenen Genesung führen.

Symbioselenkung

Symbiontenkulturen, die in Joghurterzeugnissen angeboten werden, erreichen nicht lebend ihr Zielgebiet, den Dünn- oder Dickdarm. Die Säurebarriere des Magens tötet alle Bakterien ab, die nicht geschützt sind. Ohne diese Säurebarriere könnte kein Säugetier existieren.

Eine Symbioselenkung ist vor allem über die Zufuhr von Lactulose oder bei entsprechendem Befund über die fachkundig überwachte Bakterienzufuhr in säureresistenter Form erreichbar. Lactulose ist ein synthetisches Disaccharid (Zweifachzucker), das aus Lactose[29] (Milchzucker) gewonnen wird. Lactulose kann im Gegensatz zur Lactose nicht vom menschlichen Körper verwertet werden, weswegen es auch als Abführmittel bei Stuhlverstopfung verwendet wird. Lactulose beeinflusst die Darmflora unter anderem deswegen günstig, weil körpereigene Lactobazillen und Bifidobakterien[30] dadurch in ihrem Wachstum verstärkt werden.

Bei der Frage, warum es trotz persönlicher Hygiene zu einer der vielzähligen möglichen Ursachen von Dysbiosen der Darmflora kommen kann, muss in unserem näheren Umfeld zunächst auf mangelhaft gepflegte öffentliche Sanitäranlagen, etwa verunreinigte Toiletten entlang der Autobahnen, in Zügen und Flugzeugen hingewiesen werden. Schwieriger wird es dann schon mit den tropischen Erregern, die man sich bei Nah- und Fernreisen nicht nur beim Essen an Straßenküchen, bei einer leckeren Eiscreme, frisch gewaschenen Salaten oder mit den allseits so beliebten Eiswürfeln im Erfrischungsdrink einfangen kann. Die in entsprechenden Ländern lebende Bevölkerung hat sich bis zu einem gewissen Grad an ihre Wasserqualität angepasst und Resistenzen entwickelt. Menschen aus unseren Regionen kann so etwas leicht aus den Socken hauen und schlimmstenfalls für Monate böse außer Gefecht setzen. Manch einer hatte sogar jahrelang an den unterschiedlichsten Nachfolgeerkrankungen einer Darmfehlbesiedlung zu knabbern, wie ich leider des Öfteren feststellen musste.

Speziell der weltumspannende Luftverkehr, der binnen weniger Stunden kontinentale Entfernungen überbrückt, birgt Gefahren in sich, dass ganze Stämme körperfeindlicher Keime aus fernen Klimazonen eingeschleppt und auf Menschen übertragen werden, die über keine ausreichenden Abwehrkräfte gegen diese Fremdlinge verfügen.

Mit unkontrolliert sich ausbreitenden oder auch den in der Gentechnik verwendeten künstlich hergestellten Darmbakterien ist wirklich nicht zu spaßen. Eine Symbioselenkung gehört deshalb in jedem Fall nach Abklärung des Zustands der Darmökologie durch ein dafür spezialisiertes Labor in die Obhut eines fachkundigen Therapeuten.

Abgesehen von den genannten Ursachen, dürfen medikamentös ausgelöste Einflüsse auf die Darmflora nicht unterschätzt werden. Durch die Einnahme von Antibiotika, Cortison und auch der Antibabypille werden die in Symbiose mit dem Menschen lebenden Darmbakterien mehr oder weniger stark geschädigt. Cortison und viele andere Medikamente verändern die Struktur der Darmschleimhaut, so dass sie nach und nach immer mehr aus dem Gleichgewicht gerät. Eine ähnliche Reaktion erfolgt zum Beispiel auch auf die sogenannten H-2-Antagonisten, die eingesetzt werden, um Sodbrennen entgegenzuwirken (Magensäureblocker).

Mitunter finden sich in der gestörten Dickdarmflora diverse Hefepilze. Sie gehören, ebenso wie verschiedene Fäulnisbakterien, zur unerwünschten Fremdflora, die mit Produkten ihres Stoffwechsels wie Ammoniak und Fuselalkoholen den Organismus belasten und dem harmonischen Miteinander der residenten Darmflora entgegenwirken. Durch gezielte Zufuhr von lebenden Keimen der Säuerungsflora wie Bifidobakterien und Lactobazillen ist es möglich, die schädlichen Eindringlinge zurückzudrängen.

Damit eine gestörte Darmflora mit Aussicht auf Erfolg behandelt werden kann, sind also zuvor ihre Ursachen zu erforschen. Sowohl innere als auch äußere Faktoren können am Entstehen krankhafter Zustände beteiligt sein. Demnach sind die Anamnese früher überstandener Leiden und dagegen angewandter Medikamente ebenso in Betracht zu ziehen wie aktuelle Unpässlichkeiten.

Wenn all diese Bereiche ausführlich mit dem Patienten erörtert worden sind, wird durch eine bakteriologische Stuhluntersuchung geklärt werden müssen, mit welchen Maßnahmen sein gegenwärtiges Leiden behandelbar ist.

Die Untersuchung der Stuhlproben erfolgt in einem Labor, das sich auf die Analyse von Darmfloren und mikrobiologischen Proben spezialisiert hat. Man kann bei Bedarf auch HNO-Abstriche, Wundabstriche, Hautgeschabsel, Sputum (Spucke), Harnröhrenabstriche oder den Urin untersuchen lassen. Im Untersuchungsergebnis wird die genaue Zusammensetzung des Untersuchungsgutes aufgeschlüsselt nach Art und Menge der vorgefundenen Bakterien, ausführlich beschrieben und im Zusammenhang mit der Anamnese erörtert.

Aus dem Ergebnis der Stuhluntersuchung abgeleitete Ernährungs- und Therapieempfehlungen zielen darauf hin, körperfeindliche Keime durch Zufuhr dafür geeigneter Darmbakterien zu verdrängen.

Wenn eine alarmierende Fehlbesiedlung des Darms durch besonders gefährliche Keime oder zum Beispiel den Befall durch den Pilz Candida albicans vorliegt, werden die dagegen einzuleitenden therapeutischen Maßnahmen im Befund ausdrücklich empfohlen. Womit wir beim Thema »Pilze« wären.

Pilze

Von den rund eine halbe Million Pilzarten, die es gibt, ist keine einzige befähigt, ihren Nahrungsbedarf aus Licht, Luft und Wasser selbst herzustellen, wie grüne Pflanzen es tun. Für ihre Ernährung sind Pilze auf den organisch gebundenen Kohlenstoff toter oder lebender Organismen angewiesen.

Manche ernähren sich von abgestorbenen Zellverbänden pflanzlicher oder tierischer Herkunft, andere führen ein

Schmarotzerdasein, indem sie ihre Nahrung aus lebender Substanz beziehen, wobei sie das Leben des Wirtes zerstören (Rostpilze) und dabei selbst mit eingehen. Oder sie erweisen sich als mehr oder minder nützliche Symbionten, indem sie sich den Lebensumständen ihrer Wirte so weit anpassen, dass beide Partner aus der Symbiose Nutzen ziehen.

Was die Symbionten im menschlichen Verdauungstrakt betrifft, so funktioniert das Miteinander der verschiedenen Arten – die ungeachtet unserer »Wertungen« *alle* ihre Daseinsberechtigung und Aufgabe haben – nur reibungslos, wenn sie sich im naturgewollten eubiotischen Verhältnis zueinander befinden, worunter zu verstehen ist, dass sie einander mengenmäßig gegenseitig ausgleichen. Wenn die sie kontrollierende »Gesundheitspolizei« im Darm zum Beispiel durch eine Antibiotikagabe geschwächt wurde, können sich diese Pilze hemmungslos ausbreiten und verhalten sich in der Regel dann äußerst aggressiv. Selbst einen gesunden Menschen, dessen Immunsystem noch intakt ist, können sie empfindlich schädigen. In bedeutend höherem Maße trifft dies zu, wenn die gesunde Darmflora, die nach heutiger Kenntnis einen wesentlichen Teil des Immunsystems stellt, ausgefallen oder dezimiert ist. Schweren Infektionen hat der Organismus dann nur noch wenig entgegenzusetzen.

Für das subjektive Gefühl, krank zu sein, sind oftmals auch viele Allergien mitverantwortlich. Candida-Patienten[31] leiden häufig unter einer Überempfindlichkeit gegen Milchprodukte, Weizen, Körner aller Art und Hausstaubmilben. Diese Symptome lassen sich durch Vermeiden der genannten Nahrungsmittel und umweltbewusstes Reduzieren des Staubrisikos eindämmen.

Ohne eine grundlegende Ernährungsumstellung bekommt man also auch diese Problematik nicht in den Griff. Pilze, die fähig sind, auch bei anderen Lebewesen zu parasitieren, befallen überwiegend solche Wirte, die ihnen neben Nahrung eine Chance zur Ansiedlung und damit Nestwärme für ihre Brut bieten. Hefepilze brauchen vor allem Zucker. Denn ihnen fehlt das Chlorophyll der grünen Pflanzen, die aus Kohlensäure, Wasser und Sonnenlicht ihren Zuckerbedarf selbst decken. Demnach bildet der Organismus von Menschen, die sich zucker- oder getreidereich ernähren, ein ideales Milieu für Hefepilze, unter denen sich nicht wenige Arten befinden, die gefährliche Krankheiten verursachen können.

Eine Antipilzdiät muss nicht eintönig sein: Anstatt zuckersüßer Speisen werden essigsaure empfohlen. Salate zum Beispiel mit Essig und eventuell Stevia (Süßkraut) zu würzen ist im Rahmen dieser Diät durchaus erwünscht. Essigsäure ist eine wichtige organische Säure, die imstande ist, ihr Methyl (CH_3) abzuspalten, das in der Leber für gewisse Stoffwechselprozesse beständig gebraucht wird.

Im Magen wird fünfprozentige Salzsäure benötigt, ohne die das Enzym Pepsin den ersten (und notwendigen) Schritt der Eiweißspaltung nicht vollziehen kann. Auch die menschliche Haut soll schwach sauer reagieren. Dies trägt dazu bei, dass säureempfindliche Bakterien gehemmt werden. Man spricht dabei vom »Säuremantel« der Haut.

Gegen Pilze ist dieser Mantel aber unwirksam. Sie vertragen die Hautsäure unbeschadet. Einige Pilze vernichten sogar die Säure der Haut, indem sie Alkalien ausscheiden. Damit durchlöchern sie den Säuremantel, so dass der Bakterienschutz, den er bieten soll, verlorengeht. Essigsaure Waschungen sorgen hier für Abhilfe. Ein Tuch mit Essig getränkt und vor die Nase gepresst oder auch ein Dampfbad mit Meersalz und Essig erleichtern das Durchatmen und gehen gegen die Pilze im Mund- und Rachenraum sowie in den Atemwegen vor.

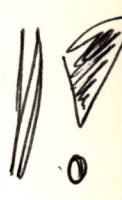

»Trinkerleber« infolge Pilzbefalls

»Ich bin wirklich keine Alkoholikerin, aber mein Arzt glaubt es mir nicht«, schrieb eine Patientin, deren pathologische Leberwerte als alkoholbedingt angesehen wurden. Vermutlich lag es an einer Produktion von minderwertigem Fuselalkohol durch eine von Pilzen verursachte Darmgärung. Auch wenn bei jemandem Vaginal- oder Nagelmykosen[32] immer wieder auftreten, liegt der Verdacht auf zu reichlichen Verzehr zuckerhaltiger Nahrung nahe. Selbst geringe Reste von Pilzansiedlungen machen sich wieder störend bemerkbar, wenn sie infolge zuckerreicher Ernährung reaktiviert werden.

In all diesen Fällen können nur eine Aufforstung der Darmflora und eine drastische Veränderung der Ernährungsgewohnheiten endgültige Heilung bringen. Besonders bei weiblichen Patienten kann die Umstellung der Ernährung bewirken, dass unauffälliger Pilzbefall im Mundbereich als Quelle von Rückfällen in chronische Vaginalmykosen wirksamer ausgeschaltet wird.

Wer seinen zuckersüchtigen Darmschmarotzern den Garaus machen will, tut gut daran, den tausenderlei Verlockungen der Süßwarenhersteller zu widerstehen und sein Geschmacksempfinden auf zartbittere und aromatischwürzige Speisen umzustellen.

Der Verzicht oder zumindest eine sehr starke Reduzierung der gewohnten Süßigkeiten lohnt sich in jedem Fall. Eine Antipilzkur, eine Colon-Hydro-Therapie und speziell auf den Patienten abgestimmte homöopathische Mittel befreien in einer konzertierten Aktion zuverlässig von diesen Quälgeistern, die das Verdauungssystem der Betroffenen zum Gärbottich für giftige Fuselalkohole umfunktionieren können und die Heilung aller möglicher Erkrankungen wie der Neurodermitis verzögern oder gar verhindern (siehe auch das Kapitel »›Karnivoren‹ kontra ›Vegetarier‹«).

Das Immunsystem

Spätestens seit Beginn der weltweiten Bemühungen, die unter dem Namen »Aids« bekannt gewordene Krankheit abzuwehren, ist unser Immunsystem ein vielbeachtetes Thema. Nur vergleichsweise wenigen Menschen war zuvor überhaupt bewusst, dass sie eine solche Abwehrinstanz in ihrem Körper haben.

Für den Neurodermitispatienten, dessen Krankheit ebenfalls weitgehend vom Zustand seines Immunsystems abhängt, ist es ratsam, die Abwehrmechanismen seines Körpers so weit zu kennen, dass er ihnen nicht unbewusst entgegenwirkt. Die Natur hat es wie gesagt so eingerichtet, dass der Mensch beim Eintritt ins Leben während des Geburtsvorgangs durch eine erste sogenannte »Schluckimpfung« vom mütterlichen Organismus eine gewisse Grundausstattung an Abwehrkraft mitbekommt, die ihn befähigt,

die Anfechtungen der ersten Stunden unbeschadet zu überstehen. Alles Nötige für den weiteren Aufbau bezieht das
Neugeborene über die Muttermilch, die immer künstlicher
Nahrung vorzuziehen ist. Ich setze natürlich voraus, dass
sich die werdende Mutter während der bewussten neun
Monate und auch nachher, während der Stillzeit, die Lust
auf Alkohol und Nikotin sowie andere schädliche Substanzen verkneift. Sogar Kaffee und Kakao sollten möglichst
vermieden werden, denn auch sie enthalten ein Nervengift,
nämlich Koffein. Aus allem, was der Organismus in dieser
Zeit an Speise, Trank und Genussmitteln zu sich nimmt, bezieht das werdende Leben über den mütterlichen Blutkreislauf seinen Anteil. Der kleine Schwips, die trügerische Be-
ruhigungszigarette und das Tässchen Muntermacher am
Nachmittag beeinflussen also ebenfalls den im Aufbau befindlichen Organismus, nur mit dem entscheidenden Nachteil, dass auch milde Gifte die Entwicklung des werdenden
Lebens in fataler Weise hemmen können.

Fatal auch insofern, als viele der scheinbar »angeborenen«
Defizite des Neugeborenen durchaus vermeidbar gewesen
wären, zum Beispiel das Quentchen Minus an Intelligenz,
die übermäßige Empfindlichkeit gegenüber Umwelteinflüs-
sen, der Mangel an Selbstvertrauen, die Schlafstörungen und
dergleichen mehr. Derartige Mängel – besonders solche, die
sich »auswachsen«, wie der Volksmund sagt – können allerdings auch durch Training und Disziplin zu großen Teilen
überwunden werden.

Der Organismus ist ausgesprochen lernfähig, besonders
wenn er von Anfang an bekommt, was er benötigt. Durch
die Versorgung mit weitgehend unbelasteter Muttermilch
zum Beispiel reift das Immunsystem des Säuglings erstaun-

lich schnell heran und wird auch mit Erregern fertig, die als Kinderkrankheiten in der mütterlichen Erinnerung meist länger haften als bei den betroffenen Sprösslingen.

Selbst Neurodermitis gehört nicht selten dazu, wenn sich das als »Milchschorf« verharmloste Symptom von selbst wieder ohne nennenswerte Komplikation zurückbildet. Als Auslöser neurodermitischer Schübe unterscheiden wir endogene und exogene, also von innen oder von außen wirkende Faktoren, wobei eingestanden werden muss, dass wir immer noch mehr über die exogenen wissen. Zweifellos sind sie zahlreicher, aber weil sie eingeatmet, verzehrt und leider auch mit ungeeigneten Arzneimitteln zugeführt werden können, sind sie im Allgemeinen auch leichter auszuschalten.

Zudem gibt es exogene Faktoren, die durch ihr reines Vorhandensein krankhafte Reaktionen auslösen können, etwa elektrische Felder, Erdstrahlen, die von unterirdischen Wasserläufen sowie deren Kreuzungen ausgehen, und schließlich radioaktive Strahlung, die aus Baustoffen stammt, in denen das Edelgas Radon enthalten ist. Ein völlig intaktes Immunsystem wird mit den meisten Einflüssen von außen mühelos fertig. Es braucht sogar einige von ihnen, um sich durch ihr Ausschalten »fit zu halten«. Das trifft beispielsweise auf die unzähligen Bagatellinfekte zu, denen wir täglich ausgesetzt sind. Zumeist wird unsere körpereigene Abwehr mit ihnen fertig, ohne dass wir es überhaupt bemerken. Es ist aus diesem Grunde nicht zu vertreten, bei vergleichsweise harmlos verlaufenden Erkältungen wie Schnupfen oder Husten gleich ein Antibiotikum einzunehmen, das für wesentlich ernstere Erkrankungen vorgesehen ist.

Wir alle verfügen über sogenannte spezifische und unspezifische Abwehrkräfte. Die spezifischen sind gegen Krankheitskeime gerichtet, die der Organismus aufgrund früherer Infekte bereits kennt und folglich passende Antikörper bereithält, womit er sie bei erneutem Auftreten sofort vernichten kann. Die Ausnutzung dieses Prinzips geht auf den französischen Naturwissenschaftler Louis Pasteur (1822–1895) zurück, der die Schutzimpfung mit abgetöteten Keimen erfand. Sie regt den Organismus an, spezifische Antikörper gegen eingeimpfte Erreger zu bilden. Es handelt sich dabei um Zellen, die im Blutstrom kreisen, um jederzeit und überall verfügbar zu sein. So ist der Körper auf das mögliche Erscheinen dieser Erreger vorbereitet und kann sich ihrer im Bedarfsfall mit passenden Antikörpern sofort und gezielt erwehren. Wenn eine von demselben Erreger erzeugte Krankheit schon einmal überstanden wurde, sind im Normalfall, sofern diese Erkrankung nicht gleich mit Antibiotika bekämpft wurde, bereits Antikörper gegen ihn vorhanden.

Wenn von Neurodermitis Betroffene bereits geimpft worden sind und Symptome mit unklarer Ursache vorhanden sind, muss geprüft werden, ob eine Allergie gegen Hühnereiweiß besteht, das für viele Impfstoffe als Trägersubstanz verwendet wird. Dabei ist unerheblich, vor wie langer Zeit die Impfung erfolgte.

Unabhängig von diesem Hinweis muss ich sagen, dass die Naturheilkunde das Impfproblem grundsätzlich sehr reserviert beurteilt, weil es dem natürlichen Heilungsprinzip widerspricht, unseren Organismus mit Krankheitskeimen zu belasten, auch wenn sie abgetötet oder geschwächt sind. Und das gilt ganz besonders für Säuglinge und Babys, die ja bei ihrer Geburt noch gar kein eigenes Immunsystem aufgebaut haben und damit der Impfung schutzlos ausgeliefert sind.

Andererseits bleibt unbestritten, dass auf manche Schutzimpfungen, wie beispielsweise gegen Wundstarrkrampf (Tetanus), bei akutem Verdacht, wo sie empfohlen wird, nicht verzichtet werden sollte, was auf die für Tropenreisen vorgeschriebenen Schutzimpfungen ebenfalls zutrifft.

Bei der Neurodermitis konnte ich beobachten, dass bei Säuglingen die ersten Anzeichen häufig nach der ersten Impfung auftraten. Sollte also bei den Eltern schon eine Disposition zu Hautproblemen, Bronchitis, Asthma oder Heuschnupfen vorliegen, ist die Wahrscheinlichkeit des Ausbruchs der Neurodermitis beim Säugling stark erhöht. Wenn die Eltern schon nicht auf eine Impfung verzichten wollen, wäre es anzuraten, den Zeitpunkt in Absprache mit dem Arzt zumindest so weit wie möglich hinauszuschieben.

Die endgültige Entscheidung, ob eine Impfung durchgeführt werden soll oder nicht, kann den Eltern niemand abnehmen. Ob so oder so, man ist meist erst hinterher schlauer. Für den Fall, dass Sie sich mit diesem Thema näher beschäftigen wollen, empfehle ich Ihnen das Buch *Impfen Pro & Contra* von Dr. Martin Hirte (siehe Literaturverzeichnis).

Unspezifische Abwehrkräfte werden spontan gebildet, wenn überraschend fremde Erreger auftauchen, die zunächst nicht bekämpft werden können, weil der Körper mit ihnen keine Erfahrung hat. Weil solche Überraschungsangriffe häufiger auftreten, kommt der unspezifischen Abwehr im Vergleich zu der spezifischen die größere Bedeutung zu.

Es handelt sich dabei um verschiedene Arten von Abwehrzellen, die beständig im Organismus unterwegs sind, um Fremdstoffe und feindliche Eindringlinge aufzuspüren und abzufangen, denen sie durch Einverleiben den Garaus machen. Bei dieser im Wortsinn »aufreibenden« Arbeit verbrauchen sie sich schnell. Sie sterben ab und werden dann von den anderen Abwehrzellen entsorgt.

Da es sich bei diesen Vorgängen, die alltäglich millionenfach im Organismus ablaufen, um die Verwertung von Eiweißbausteinen handelt, die im aufgelösten Zustand Nährstoffe darstellen, trägt sich bezüglich der Ernährung dieser Teil des Immunsystems weitgehend selbst.

Für ihre lebenswichtige Funktion sind all diese Zellen mit differenzierten Oberflächenstrukturen ausgestattet, die es ihnen ermöglichen, »Freund« und »Feind« zumindest rein äußerlich zu unterscheiden. Mittlerweile hat man sogar herausgefunden, dass diese intelligenten Zellen auch Botenstoffen vergleichbar Duftstoffen folgen. Die Vorgänge sind hier sehr vereinfacht dargestellt. Im Körpergeschehen laufen sie in Sekundenschnelle viel komplizierter ab. Zum Beispiel sind hochspezialisierte Zellen (B-Lymphozyten) eingeschaltet, die befähigt sind, gegen jedes unbekannte Antigen, das sie aufspüren, sofort ein auf Anhieb passendes Immunglobulin als Antikörper herzustellen.

So können bedrohliche Fremdlinge – ob Bakterien, Viren oder Pilze – prompt und höchst wirkungsvoll abgewehrt, zerstört, in ihre Bestandteile zerlegt und letztendlich vernichtet werden. Die Masse der so unterschiedlich wirksamen Abwehrzellen rekrutiert sich überwiegend aus dem Millionenheer der weißen Blutkörperchen (Leukozyten), die zum Teil aus der Milz, der Thymusdrüse und den

Lymphknoten stammen (Lymphozyten). Das erklärt auch die beim Neurodermitiker häufig geschwollenen Lymphdrüsen, da seine Abwehr zwangsläufig auf extrem viele Reize gegenzusteuern versucht.

Für ihre physiologischen Aufgaben im Immunsystem sind diese Blutkörperchen außerordentlich anpassungs- und wandlungsfähig beschaffen, und ihre Lebensdauer ist, je nach dem Umfang der zu bewältigenden Aufgaben, unterschiedlich kurz.

Alle diese Vorgänge spielen sich millionenfach und stets mit Bezug auf die Infektlage in jedem Organismus ab, wobei der »Ausbildungsstand«, mit dem die Abwehrkräfte zwischen körpereigenen Zellen und Fremdlingen zuverlässig unterscheiden, auf eine Art Schulung zurückgeht, die sie in der Thymusdrüse und im Darmfortsatz des Dickdarms, also dem sogenannten Blinddarm, erfahren haben.

Begreiflicherweise ist unser unglaublich vielfältig vernetztes Immunsystem in gewissen Grenzen störungsanfällig. Tagtäglich sind wir einem Ansturm von Krankheitserregern ausgesetzt, denen wir ohne körpereigene Abwehr schutzlos ausgeliefert wären. Der Vergleich mit einer gutorganisierten Schutztruppe ist nicht weit hergeholt. Für die Bagatellprobleme des Alltags reicht normale Besetzung aus, wenn eine »Großdemo« angekündigt ist, wird Verstärkung gebraucht.

Nun ja, die Tafelrunde am Silvesterabend, das Damenkränzchen vom Kegelclub »Alle Neune« … Kurzum: Immer wenn es hoch hergeht, ist eifriger Bazillentausch angesagt. Jeder Atemzug führt uns Millionen winziger Keime zu, jede Nahrung, die wir aufnehmen, ist zumindest an der Außenfläche überreich mit Mikroben bevölkert, und jede Hand, die wir schütteln, hinterlässt ein paar Millionen Bakterien, von denen wir uns mit dem nächsten Butterbrot nichtsahnend eine sechsstellige Anzahl zwischen die Zähne schieben, es sei denn, wir würden uns vorher die Hände gründlich waschen – wobei uns der Bazillenbesatz am hauseigenen Handtuch noch irgendwie akzeptabel vorkommt.

Das Spektrum perfekter Infektionsgefahren ist breit gefächert. Keime gibt es überall, und dank unserer ständig wachsamen Immunabwehr, die jeden Atemzug begleitet, wird uns ihre Allgegenwart nur in den relativ seltenen Fällen bewusst, in denen es uns »erwischt« hat. Unter zig Milliarden erfolgreich abgewehrter Vagabunden war ein einziger, den die Abwehr nicht als alten Bekannten sogleich von ihren Killerzellen verdauen ließ, und wie der Zufall es wollte, war es gerade der Tag, an dem wir uns nicht ganz so fit fühlten, ein bisschen privaten Ärger hatten und der Stress im Job uns plagte. Das alles kam – Gott weiß, warum – an dem Tag zusammen, als wir mitten im Diktat plötzlich dreimal hintereinander explosiv niesen mussten, was die Sekretärin süffisant grinsend mit dem Ausspruch quittierte: »Drei Milliarden Bazillen dankend erhalten!«

Jeder Atemzug führt uns also Krankheitskeime zu, jeder Bissen Nahrung und jedes Getränk kann ebenfalls welche enthalten. Und was all die verschiedenen Umwelteinflüsse von außen her bewirken, wird erst dann richtig spürbar, wenn die körperliche Abwehr aus irgendwelchen Gründen versagt. Hier passt die Devise »Vorsorge ist besser als heilen« so gut wie kaum woanders. Doch obwohl wirklich ernst zu nehmende alternative Heilverfahren, alte Hausmittelchen oder beispielsweise auch die Akupunktur, die Homöopathie, eine gut durchgeführte Colon-Hydro-Therapie, die Symbioselenkung und viele andere Maßnahmen weitgehend auf diesen Zusammenhängen beruhen, wird ihnen bei der schulmedizinischen Behandlung der Neurodermitis leider immer noch kaum Bedeutung beigemessen.

Dabei wäre es doch um so vieles einfacher, ein gutfunktionierendes Immunsystem aufzubauen und zu stärken, als mit chemischen Keulen immer wieder auf es draufzuschlagen und es zum Schweigen bringen zu wollen.

Maßnahmen zur Stärkung des Immunsystems

Das Immunsystem lässt sich auf verschiedene Art und Weise stärken. In der Naturheilkunde gibt es zahlreiche Möglichkeiten, von der Symbioselenkung und Darmsanierung angefangen, über pflanzliche und homöopathische Medikamente bis hin zu den individuellsten Therapieformen, die ganz speziell auf den Einzelnen zugeschnitten werden.

An dieser Stelle gebe ich Ihnen einige ganz allgemeine Informationen, wie Sie Ihr Immunsystem generell stärken können, damit Sie nicht nur etwas gegen die Ursachen der Neurodermitis tun können, sondern sich einfach rundum wohl fühlen:

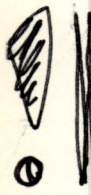

- Sorgen Sie für genügend Schlaf: Im Schlaf regeneriert sich der Körper am nachhaltigsten, daher ist dies eine der besten Möglichkeiten, sein Immunsystem zu stärken. Im Durchschnitt sind acht Stunden Schlaf ausreichend.
- Idealerweise geht man zeitig vor Mitternacht zu Bett.
- Dann klappt es auch leichter mit dem »Früh aus den Federn«.

- Denn dann wartet der Frühsport von mindestens einer halben Stunde, am besten wenigstens dreimal wöchentlich, wenn's geht, an frischer Luft, ansonsten als Gymnastik zu Hause.
- An den Tagen dazwischen empfiehlt sich ein Entspannungstraining, dazu zählen Praktiken wie Tai-Chi, Yoga, Qi-Gong, Meditation, Tiefenentspannung, aber auch die progressive Muskelentspannung nach Edmund Jacobson, die einfach zu erlernen und vor allem bei Neurodermitis sehr zu empfehlen ist. Hierzu werden von den verschiedensten Veranstaltern Kurse angeboten, möglich ist aber auch die Selbstschulung mit Hilfe von Büchern und Entspannungskassetten bzw. -CDs.
- Wechselduschen und / oder Kneipp'sche Güsse bei jedem Duschgang stärken die Abwehrkräfte des Körpers.
- Sie sollten lieber mal ein gutes Buch lesen, sich öfter mit Freunden treffen oder in der Natur etwas mit der Familie unternehmen, als ständig vor dem Fernseher oder dem Computer zu sitzen.
- Trinken Sie bevorzugt grünen Tee über den Tag verteilt, abwechselnd mit Kräutertees. Es gibt wenig, was diese Kombination für die Gesundheitsentwicklung übertrifft. Tee aus frischem Ingwer empfiehlt sich vor allem morgens und abends in der kalten Jahreszeit. Eine Tasse Lindenblütentee am Abend lässt die Gifte verstärkt über die Schweißdrüsen ausleiten. Eisgekühlte Getränke oder Speiseeis in der Hitze zu sich zu nehmen schockt den Körper zu sehr, weswegen man darauf tunlichst verzichten sollte.

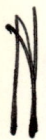

- Salate sollten Sie eher über den Tag essen, möglichst nicht am Abend.
- Wenn man möchte, kann man sich in der Apotheke das Immunsystem unterstützende Präparate mit Echinacea (Sonnenhut) besorgen und vorsorglich nach Vorschrift vier Wochen lang im Frühling und im Herbst, im Fall einer Erkältung auch von Beginn an über vier Wochen einnehmen.
- Am allerwichtigsten aber sind Ihre persönliche Ernährungsform und Lebensweise, wozu Sie an vielen Stellen dieses Buches Informationen und Anregungen finden.

Sie können sich natürlich aus allen diesen Maßnahmen die heraussuchen, die Sie als passend erachten. Je konsequenter Sie an sich arbeiten, desto schneller werden Sie Erfolg verspüren. Eines sei aber gesagt: Ein Jahr ist das Mindeste, was Sie konsequent an Zeit für sich aufbringen sollten – das gilt ebenso für die Ernährungsempfehlungen, die Sie in den nächsten Kapiteln finden –, auch wenn der Erfolg sich wesentlich früher einstellt.

Nach jeder überwundenen Erkrankung muss eine Stabilisierungsphase folgen, die je nach Dauer und Schwere unterschiedlich bemessen werden sollte. Das größte Problem ist nämlich häufig, dass man am liebsten zu schnell wieder Bäume ausreißen würde. Doch das rächt sich. Lassen Sie sich lieber Zeit mit den Bäumen und führen Sie weiter die Maßnahmen durch, die Ihnen gutgetan haben. Sie werden es nicht bereuen.

Ernährung und Gesundheit

Wir essen und trinken uns krank

Ein nicht geringer Teil unserer handelsüblichen Nahrungsmittel ist verstrahlt, genmanipuliert oder stammt sogar als
reines Kunstprodukt aus dem Labor. Mit »Lebens«mitteln
hat das oft nicht mehr viel zu tun, auch wenn gesetzliche
Grenzwerte eingehalten werden.

Wir essen synthetische Erzeugnisse aus dem Reagenzglas
bzw. – im Fall von genmanipulierten »Mensch-spielt-
Gott«-Produkten – auf Basis von Darmbakterien (siehe unten), und über die werden die Informationen (fragt sich nur,
welche) von der einen zur anderen Richtung übertragen.
Vor allem da man ja mittlerweile auch wissenschaftlich festgestellt hat, dass unsere Gene nicht unveränderlich, sondern
in den drei Präge- oder, wie ich sie genannt habe, genetischen Wandlungsphasen besonders anfällig für äußere Einflüsse sind.

Dabei wissen wir noch längst nicht hinreichend, wie alle
Stoffwechselvorgänge in den Pflanzen, in den Tieren und in
uns selbst in ihrer gesamten Komplexität ablaufen. Es ist
zwar mittlerweile keine große Kunst mehr, im Labor eine
genetische Übertragung stattfinden zu lassen, wie sie sich
dann aber weiterentwickelt und was passiert, wenn sie auf
andere, vielleicht auch genmanipulierte Substanzen trifft,
läuft eindeutig unter der Rubrik »Glücksspiel«. Es muss
demnach als eine grobe Selbstüberschätzung bezeichnet

werden, wenn man meint, die Natur mal locker bis ins Kleinste nachkonstruieren zu können. Wussten Sie beispielsweise, dass Genübertragungen vermehrt über das Darmbakterium Escherichia coli (E. coli) durchgeführt werden? Wussten Sie, dass diese Bakterien, wenn sie mutieren (was laufend vorkommt), bösartigste Krankheiten auslösen können? Wussten Sie, dass sich die führenden Genforscher dieser Welt regelmäßig bei ihren Kongressen an den Kragen gehen, weil sie sich über die Genforschung und deren Anwendung in den meisten Punkten uneins sind?

Das alles sind Argumente, die bei der industriellen Umsetzung und »Wert«schöpfung anderen Kriterien nachgeordnet zu werden scheinen. Und selbst da, wo sie verboten oder kennzeichnungspflichtig sind, landen immer wieder (wenn auch nur zum Teil) genmanipulierte Speisen auf dem Tisch des sogenannten Normalverbrauchers. So laufen gerade diejenigen, die bewusst oder unbewusst empfindlich auf Nahrungsmittel reagieren – wie etwa Neurodermitispatienten –, ständig Gefahr, irgendein genetisch manipuliertes Lebensmittel zu essen, das mit dazu beiträgt, ihren gesamten Stoffwechsel allmählich auf den Kopf zu stellen.

Kein Wissenschaftler der Welt ist in der Lage, diese gefährliche Entwicklung auszuschließen, aber »man macht es« halt trotzdem.

Interessant ist vor allem, dass ebenjene Kolibakterien, die sich immer mehr als beste Überträger in den Gentechniklaboren herausstellen, nach der Übertragung vernichtet werden müssen. Wie das geschieht? Durch Antibiotika natürlich! Antibiotika, von denen man weiß, dass sie heute kaum noch und in Zukunft gar nicht mehr greifen, so dass mutierte Bakterien sich ungehindert verbreiten können.

Ein Darmbakterium, das einer der reaktivfreudigsten Mikroorganismen ist und sich nahezu blitzartig verändert, wird also dazu eingesetzt, um uns etwa mit Kartoffelchips aus der Retorte ein knusprig-unbeschwertes Couchpotatoe-Dasein vor der Glotze zu ermöglichen.

Und das Märchen vom edlen Motiv für den Einsatz der Gentechnik, nämlich den Hunger auf der Welt bekämpfen zu wollen, lässt sich auch leicht entlarven. Auf den Punkt gebracht, haben die Agro-Konzerne beispielsweise vielmehr ein Interesse daran, durch Genmanipulation solche Pflanzen zu züchten, die resistent gegen die Gifte sind, an denen sie wiederum Unsummen verdienen. Dabei ist es nicht nur am Rande von Belang, dass durch diese menschenverachtende Vorgehensweise bei Lebensmitteln auch und gerade kleine bäuerliche Existenzen, verstreut auf der gesamten Welt, solchen rein profitgesteuerten Interessen zum Opfer fallen.

Durch die Genmanipulation wird für die ohnehin schon von der Neurodermitis Betroffenen mit allergischer Disposition Essen ein weiteres Mal zum Risikofaktor. Denn wir dürfen auch nicht die übrigen Belastungen vergessen, mit denen uns die Lebensmittelindustrie bedenkt: Farb- und Zusatzstoffe, Antioxidationsmittel, Weichmacher, Stabilisatoren, Geschmacksverstärker oder in ihrer neu benannten Variante die »Hefeextrakte«, Emulgatoren, Insektizide, Herbizide, Fungizide. Und dann sind da noch die Belastungen durch Radioaktivität, Abgase, Schwermetall, Elektrosmog und wer weiß, was noch alles.

Langer Rede kurzer Sinn: Solange der Gesetzgeber vor der Industrielobby in die Knie geht und die an sich schon seelenlose Massentierhaltung mit all ihren unseligen Begleiterscheinungen, die profitorientierte Manipulation unserer Nahrungsmittel und Hunderte offiziell erlaubte, meist unnatürliche Zusatzstoffe in unserem Essen toleriert, werden wir darauf hinarbeiten müssen, dass sich an diesen Zuständen etwas ändert. Journalistische Beiträge, die zur besten Sendezeit diese Missstände anprangern, und Großdemonstrationen, die mittlerweile auch gegen die Lebensmittelindustrie stattfinden, sind Anzeichen dafür, dass sich im Bewusstsein der sogenannten breiten Masse etwas dahingehend zu verändern beginnt. Immer mehr Menschen sind nicht mehr dazu bereit, sich dermaßen gängeln zu lassen.

Derweil können wir aber durch kritisches und bewusstes Konsumverhalten etwas für die eigene Gesundheit tun. Nach der hippokratischen Devise »Unsere Lebensmittel sollten unsere Heilmittel, unsere Heilmittel unsere Lebensmittel sein« können wir damit gleichzeitig dazu beitragen, die Nachfrage nach unbedenklichen und unserem Wohlbefinden zuträglichen Landwirtschaftsprodukten zu steigern. Dabei kommt es nicht nur auf den Geldbeutel an. Kauft man mit Köpfchen ein, wird man feststellen, dass man unterm Strich keine wesentlich höheren Ausgaben hat, selbst wenn man für das eine oder andere Produkt mehr ausgeben muss.

Die Einflüsse durch industrielle Produktionsmethoden haben aber noch andere Varianten. Allergien gegen natürliche landwirtschaftliche Erzeugnisse wie Getreide zum Beispiel gehören zu den am schwierigsten feststellbaren Formen von Unverträglichkeiten, weil sie im sprichwörtlichen Sinn unser täglich' Brot betreffen, selbst wenn wir gar kein Brot äßen. Es handelt sich dabei um »versteckte« Empfindlichkeiten gegenüber einer Gruppe von Nahrungsmitteln, die wir tagtäglich zu den Mahlzeiten, aber auch als Zwischenimbiss verzehren. Alle diese Speisen haben eines gemeinsam: Sie enthalten in unterschiedlichen Feinheitsgraden gemahlenes Getreide der hierzulande üblichen Sorten, hauptsächlich Weizen und Roggen. Bei entsprechender Veranlagung wird diese Ernährung mit der Zeit vom Körper als Überdosierung empfunden und erreicht einen Schwellenwert, der zu allergischen Reaktionen führen kann. Allerdings handelt es sich dabei zunächst um unklare Symptome wie Kopfschmerzen, Migräne, Schlafstörungen oder auch Verdauungsprobleme wie Blähungen, Durchfall oder Verstopfung, die scheinbar unvermittelt kommen und gehen.

Zudem stellt der individuelle Schwellenwert eine flexible Grenze dar, die sich dann vermindert, wenn der Nachschub an allergenhaltigen Speisen temporär unterbleibt oder durch den Verdauungsvorgang eine Entlastung über Darm, Leber und Nieren eintritt. Von dieser Flexibilität profitiert der Betroffene auch hinsichtlich anderer Allergien, an denen er womöglich ebenso unbewusst leidet. Solange die Gesamtheit der allergisch wirkenden Substanzen unterhalb des persönlichen Schwellenwerts bleibt, halten sich die alarmierenden Symptome oft in tolerablen Grenzen. Erst wenn – bildlich gesprochen – das Fass überläuft und die Entlastung über den Verdauungsweg ausbleibt, kann sich die Getreideallergie zu einem Symptom der Neurodermitis entwickeln.

Wer diese Auslöser erkennt und die Ernährung des Patienten umstellt, ist auf dem Weg zur Beschwerdefreiheit schon ein gewaltiges Stück weiter. Voraussetzung dafür ist allerdings eine bis ins Kleinste sorgfältig erhobene Anamnese, die sich nicht allein auf überstandene Krankheiten stützt, sondern auch jede Einzelheit in den Ernährungsgewohnheiten des Betroffenen erforscht. Dabei stellt man

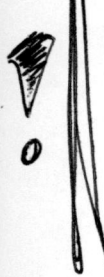

mitunter fest, dass Neurodermitispatienten oftmals Voll-kornbrot und überhaupt grobe Brotsorten bevorzugen. Wenn man sie auf Dinkelbrot umgestellt hat, gingen die Ekzeme deutlich zurück. Wie ist das zu erklären? Der Grundgedanke des Patienten war, dass Brotsorten, in denen das volle Korn verbacken ist, gesünder und wertvoller seien, weil in ihnen die nährstoffreiche Randschicht des einheimischen Getreides mit enthalten ist.

Stimmt – für den Gesunden. Der an Neurodermitis Erkrankte muss leider umlernen; denn in den Randschichten des Korns befindet sich außer Vitalstoffen eine aus mehreren Eiweißarten kombinierte Substanz, die unter dem Namen »Kleber« (Gluten) bekannt ist und in den Verdauungswegen des Neurodermitikers zumindest dann allergische Reaktionen auslöst, wenn der Schwellenwert überschritten wird.

Auch die klebereiweißbedingte Zöliakie[33], eine chronische Verdauungsstörung im späten Säuglingsalter, kann zum lebensbestimmenden Problem werden. Das entsprechende Krankheitsbild heißt beim Erwachsenen »einheimische Sprue«[34]. Dennoch: Die Erfahrung der naturheilkundlichen Neurodermitistherapie hat gezeigt, dass vieles nach dem Ausheilen der Symptome in Verbindung mit einer vernünftig konzipierten Mischkost erneut versucht werden kann. Es ist durchaus nicht so, dass auf die nur begrenzt verträglichen Nahrungsmittel ein für alle Mal verzichtet werden müsste.

Wie wir ja bereits bei den Ausführungen zum Thema »Epigenetik« gesehen haben, ist jeder Organismus »lernfähig«, und unter der Anleitung eines ganzheitlich orientierten, erfahrenen Therapeuten kann die veranlagungsmäßige

Überempfindlichkeit so weit überwunden werden, dass ein hinsichtlich der Ernährung weitgehend normales Leben ohne nennenswerte Einschränkungen möglich ist.

Solche und andere Erfolge belegen eindrücklich, dass Neurodermitis heilbar ist. Auch wenn diese Behauptung bis heute unter klassischen Schulmedizinern nur wenig Freunde gefunden hat, scheinen die neueren wissenschaftlichen Erkenntnisse einmal mehr meine Auffassung zu bestätigen, die ich bereits in den achtziger Jahren vertrat. Wenn jemand die Standardprognose der Unheilbarkeit bei Neurodermitis äußerte, hielt ich stets entgegen: »Es gibt keine unheilbaren Erkrankungen. Wir halten etwas immer dann für unheilbar, wenn wir weit davon entfernt sind, alle Zusammenhänge richtig zu verstehen.«

In der Regel verstehen wir aber auch dann, wenn wir uns etwas auf unseren Fortschritt zugutehalten, die Zusammenhänge nur partiell. Denn in vielen Dingen »denkt« die Natur halt etwas anders als unser begrenzter rationaler Verstand; und es ist immer noch die Natur, die bestimmt, was funktioniert und was nicht. Deshalb müssen wir uns davor hüten, in Hybris zu verfallen, sobald wir einzelne Zusammenhänge erkannt zu haben glauben.

Nur zu gern ist der Mensch bereit, *einen* Lebensfeind zu suchen, den er für alles Übel in der Welt verantwortlich machen kann und den es dann »nur« noch zu bekämpfen gilt. Dieses Schicksal widerfuhr beispielsweise den sogenannten freien Radikalen.

Es gibt im Körper ganz bestimmte Moleküle, die sogenannten »freien Radikale«. Ihnen fehlt ein Elektron. Deswegen greifen sie andere Moleküle an und nehmen ihnen ein Elektron weg – mit dem Effekt, dass diese dann ein

Elektron zu wenig haben und wiederum andere Moleküle angreifen. Wenn sich solch eine Kettenreaktion im Fettgewebe abspielt – und das Gehirn beispielsweise besteht ja zu 60 Prozent (Trockengewicht) eben daraus –, kann das verheerende Folgen haben. (Es gibt Hinweise darauf, dass viele Krankheiten des Gehirns, zum Beispiel die Parkinson- und die Alzheimer-Krankheit, unter anderem auf diese Kettenreaktion zurückzuführen sind.)

Bei den freien Radikalen spricht man also von Atomen oder Molekülen, die ein oder mehrere ungepaarte (freie) Elektronen besitzen und irgendwie nicht »dazugehören«. Als gefährlichste unter ihnen bezeichnet man die Sauerstoffradikale. Unweigerlich wird man dabei an den Vorgang des Rostens erinnert, der auch nur unter der Einwirkung von »Sauerstoffradikalen« ausgelöst werden kann.

Befasst man sich allerdings einmal etwas tiefer gehend mit der gesamten Materie, fällt einem sehr schnell auf, dass diese Theorie für eine praktische Anwendung niemandem wirklich etwas bringt.

Die Ratschläge im Ernährungssektor sind seit langem bekannt, und als Einzige profitieren einmal mehr Interessengruppen wie die Produzenten von Nahrungsergänzungsmitteln, also von Produkten, die bei einer ohnehin sinnvollen Lebensmittelauswahl in der Regel überflüssig sind.

Mehr noch setzt sich in den letzten Jahren zunehmend die Erkenntnis durch, dass Nahrungsergänzungsmittel mehr schaden als nützen; und wenn sie überhaupt etwas bringen könnten, dann in den Regionen der Welt, die unterversorgt sind, und nicht dort, wo man die Hälfte der produzierten Nahrung wegschmeißt. Und auch was in den sogenannten Drittweltländern die bessere Lösung wäre, liegt auf der Hand.

Seit geraumer Zeit werden allerdings noch aus einem weiteren Grund mehr kritische Stimmen laut, da in den Pflanzen neben den als heilsam identifizierten noch andere lebenswichtige Substanzen vorhanden sind. Es handelt sich um die sogenannten »Sekundärstoffe«, die gemeinsam mit den bekannten Protagonisten in einem ausgewogenen Verhältnis im Organismus wirksam sind, aber in keinem der Pülverchen, Kapseln oder Tabletten bisher zu finden waren. Doch diese werden inzwischen auch längst untersucht und auf eine vermarktungsfähige Verwendung hin geprüft.

Als »Radikalenfänger« par excellence gilt Vitamin C, auch »Ascorbinsäure« genannt. Im Rahmen einer sinnvollen Ernährung, in der das Vitamin wohldosiert und im Konzert mit allen anderen segensreichen Stoffen natürlicher Lebensmittel seine Wirkung entfalten kann, mag dies zutreffend sein. An Neurodermitis Erkrankte sollten jedoch vor allem von jedem synthetisches Vitamin C die Finger lassen! Es löst in überhöhter Dosis so ziemlich bei jedem Neurodermitiker einen erneuten Schub aus, und das mitunter sehr heftig. Außerdem hat man mittlerweile eindeutig festgestellt, dass Vitamin C in Überdosierung Blasenkrebs verursachen kann. So sorgt ein Wirkstoff, der, eingebunden in sein natürliches Umfeld, dem Menschen zum Wohl gereichen kann, in seiner isolierten Form und in menschlicher Selbstüberschätzung erhöhter Gabe für das genaue Gegenteil.

Dabei sollte man eigentlich davon ausgehen, dass derartige Zusammenhänge zum medizinischen Grundwissen gehören. »Nur die Dosis macht das Gift!« ist beispielsweise eine Erkenntnis, die dem berühmten Arzt Paracelsus (1493–1541) zugeschrieben wird und die vor seiner Zeit sicher auch nicht unbekannt war. Das Wissen, dass geringe Dosen von »Giften« die Gesundheit fördern können, machte sich übrigens auch der Begründer der Homöopathie Samuel Hahnemann (1755–1843) zunutze.

Maßnahmen nach dem Hauruckverfahren wie die soeben beschriebenen können also nicht die Lösung sein. Auch wirken die verschiedenen Nahrungsmittel bei jedem Menschen anders. Es ist deshalb nicht möglich, allgemeingültige Regeln zu formulieren, die immer und überall bei jedem funktionieren. Auch die Naturheilkunde kann lediglich Erfahrungswerte aufstellen, die für den Großteil, aber nicht zwingend für alle gleich zutreffen. Ausnahmen bestätigen bekanntlich die Regel. So war es schon immer, und so wird es wohl auch bleiben.

Dennoch ist es möglich, typische Zusammenhänge zu systematisieren und erfolgversprechende Maßnahmen daraus abzuleiten. Bei der Umsetzung in der Praxis gilt es, die individuellen Befindlichkeiten in das so vermittelte Hintergrundwissen einzubeziehen und auf den Einzelnen zugeschnitten zu realisieren. Das ist die Methode, nach der zum Beispiel die spezielle Ernährung bei Neurodermitis und anderen chronischen Erkrankungen zusammengestellt ist, die in diesem Buch erläutert wird (siehe den Abschnitt »Der Ernährungsplan bei Neurodermitis«).

Essen, Glück und Gesundheit

Welches Essen macht glücklicher als anderes? Können wir Speisen mit Emotionen und pathologischen Zuständen in Verbindung bringen? Viele Jahre schienen Mediziner nichts von einer derartigen Korrelation zwischen Nahrung, Psyche und Krankheit wissen zu wollen. Längst aber haben Forscher herausgefunden, dass Nahrung auf unsere Stimmung und unseren Organismus sehr wohl einen Einfluss hat, der über die reine Energieversorgung weit hinausgeht. Allerdings war das in der Volksheilkunde noch nie ein Geheimnis. Redensarten wie »Liebe geht durch den Magen« oder »Das ist mir auf den Magen geschlagen« spiegeln diese psychosomatischen[35] Zusammenhänge wider.

Die Qualität unserer industriell hergestellten Nahrungsmittel ist konstant gesunken. Weil alles im Überfluss und so billig wie möglich produziert werden soll, setzt man auf Masse statt Klasse. Das führt zu dem vielfach beklagten Verlust an natürlichen Vitalstoffen in pflanzlichen Nahrungsmitteln, aber auch zu einer minderwertigen Versorgung des Schlachtviehs, das darüber hinaus von einer artgerechten Haltung oft so weit entfernt ist, dass man ohne Übertreibung von inhumanen Zuständen sprechen kann.

Ob dieser psychische Megastress sich energetisch auf das nächste Glied in der Nahrungskette überträgt, mag man bezweifeln oder glauben. Das Wissen um derartige Tatsachen allein sollte jedoch ausreichen, einem einigermaßen sensiblen Zeitgenossen den Spaß an solchen »Tafelfreuden« zu vergällen.

Wir empfehlen, auf den Fleischgenuss nicht nur im Krankheitsfall zu verzichten. Bei einer ausgewogenen vegeta-

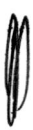

rischen Ernährung läuft man nicht Gefahr, unterversorgt zu werden. Wer dennoch Fleisch essen möchte, um glücklich zu sein, sollte seinen Konsum auf ein bis zwei Male in der Woche beschränken. Dazu zählen dann allerdings auch Wurst, Schinken und sonstige Fleischwaren. Ganz wichtig dabei ist es, Produkte aus artgerechter Haltung, somit von wahrscheinlich auch »glücklichen« Kühen und anderen Tieren zu erwerben und die landläufigen Fleischportionen von 150 bis 200 Gramm und mehr deutlich zu verringern (siehe auch den folgenden Abschnitt »›Karnivoren‹ kontra ›Vegetarier‹«).

Die Wirkung des Alkohols ist ein schneller, sichtbarer Beweis dafür, dass Lebensmittel die Stimmungslage beeinflussen können. Andere Speisen tun es verzögerter und subtiler, aber ebenso gewiss. Die Verbindung zwischen dem Gehirn und dem Verdauungstrakt spielt eine wesentlich größere Rolle, als bisher angenommen. Und zwar geht es dort ganz besonders um das sogenannte Bauchhirn, das »zweite Gehirn«. Es spielt eine zentrale Rolle für die Entstehung von Emotionen. Unsere tägliche Ernährung ist einer von vielen verschiedenen Faktoren, die darüber entscheiden, ob es jemandem körperlich und seelisch gutgeht.

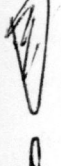

Die sogenannte mediterrane Kost mit viel frischen Gemüsesorten, Knoblauch und nativem Olivenöl wirkt sich nachweislich aufbauend auf die Psyche aus. Tropische Früchte wie Bananen enthalten wichtige gemütserhellende Substanzen wie Tryptophan, das als natürliches Antidepressivum gilt, und verschiedene Mineralstoffe.

Viel frisches Obst und Gemüse und vor allem gute pflanzliche Öle sind gesund für Körper, Geist und Seele. Solche Nahrungsmittel können bestenfalls sogar Depressionen vorbeugen. Damit ist nicht gesagt, dass eine falsche Ernährung die einzige Ursache für psychische Probleme darstellt. Wer schlechter Laune und Niedergeschlagenheit vorbeugen möchte, kann aber zumindest dies durch eine gezielte Nahrungsauswahl und -zusammenstellung versuchen.

Spinat ist eine hervorragende Quelle für Folsäure, die zur Bildung der Neurotransmitter benötigt wird. Es wird auch vermutet, dass ein Mangel an Folsäure Neurodermitis begünstigen kann. Folsäure hebt außerdem die Stimmung und stärkt das Gedächtnis.

Rosinen sind stark basischer Natur. Eine gute Handvoll pro Tag gleicht zumindest teilweise den Säure-Basen-Haushalt bei Karnivoren[36], also Fleisch(fr)essern aus. Zusätzlich hilfreich, um den als aggressiv erachteten Säurespiegel im Körper zu senken, ist Basica-Pulver aus der Apotheke. Ob dessen Verwendung für Sie sinnvoll ist, ermitteln Sie mit einem Test über den Säurewert des Urins, der nicht unter 6,0 liegen sollte.

Vor allen Dingen sollten Sie grundsätzlich viel Obst und Gemüse essen! Außer den Sorten natürlich, die ich aus Erfahrung heraus bei der Neurodermitis für schubauslösend halte. Dabei gilt vor allem auch: Salate niemals zu spät am Tag essen, sie blockieren die Verdauungstätigkeit und produzieren über Nacht zu viel schädigendes Methan. Aber wenn Sie ihn zubereiten, sollten Sie hierzu am besten Lein- oder Olivenöl verwenden.

Ein Handteller voll Sonnenblumenkerne soll die Fähigkeit verbessern, bei Schlafstörungen regulierend zu wirken, wenn man sie etwa eine Stunde vor dem Zubettgehen zu sich nimmt. Gut kauen nicht vergessen! Wenn es immer noch nicht mit dem Schlafen klappt, sind sicherlich eine intensive Gymnastik und eine Tasse Hopfentee oder auch

Melissentee von Vorteil. Gern können Sie zusätzlich noch Pfarrer Kneipps Kalt-warm-Duschen anwenden, bevor Sie ins Bett gehen.

»Karnivoren« kontra »Vegetarier«

Bei der immer wiederkehrenden Frage nach der gesündesten Ernährung scheiden sich die Geister zwischen zwei großen bis hin zu unzählig vielen kleinen Gruppen, in denen die unterschiedlichsten Meinungen vorherrschen. Wenden wir uns der Einfachheit halber den Vertretern der beiden großen Lager zu, den »tierischen« und den »pflanzlichen«.

Tierische Nahrung besteht aus Muskelfleisch oder Organen von Land- und Meerestieren, deren Produkten (Eier, Milch) und weiterverarbeiteten Nahrungsmitteln wie Wurst, Käse oder Joghurt. Alles andere ist der pflanzlichen (vegetarischen[37]) Nahrung zuzuordnen. Einen Sonderfall bilden Insekten und Pilze, die wir allerdings außen vor lassen wollen, da sie hier von nachgeordneter Relevanz sind.

Vegetarier entsagen aus religiösen, ethischen, weltanschaulichen oder gesundheitlichen Gründen jeglichen Verzehrs tierischer Produkte. Fleischesser (Karnivoren) wiederum ernähren sich im Extremfall fast ausschließlich von Fleisch oder Fisch. »Allesfresser« (Omnivoren[38]) nehmen sozusagen von allem etwas zu sich. Beim »Normalfall« von 50 Prozent pflanzlicher, 50 Prozent tierischer Kost muss ihr Verdauungstrakt erheblich vielseitiger arbeiten als bei Vegetariern oder »Nur«-Fleisch- oder -Fischessern. Das erfordert eine wesentlich größere Vielfalt an Verdauungsenzymen.

Ein entscheidender Unterschied zwischen fleischlicher und pflanzlicher Ernährung besteht in den Zersetzungsprodukten während des Verdauungsprozesses. Pflanzliche Nahrung gärt bei Sauerstoffausschluss unter Einwirkung von Bakterien, Pilzen und Wasser. Dieser Vorgang der alkoholischen Gärung findet vor allem dann statt, wenn das zu wenig gereinigte Gemüse die Pilze zur Gärung gleich selbst mitbringt.

Die alkoholische Gärung ist ein Stoffwechselprozess, bei dem die Kohlenhydrate abgebaut werden, um Energie zu gewinnen. Dabei entstehen Alkohol und Kohlendioxid. Das Gerücht, Vegetarier hätten die Blutwerte eines Alkoholikers und auch Leberzirrhosen wären bei der Art der Ernährung keine Seltenheit, wollen wir darum einmal etwas genauer betrachten (siehe auch den Kasten »›Trinkerleber‹ infolge Pilzbefalls« im Kapitel »Pilze«). Nehmen wir an, wir hätten für eine alkoholische Gärung die optimalen Voraussetzungen. Dazu bräuchten wir einen Gärbottich. Als einziger Ort in unserem Körper käme dafür unser Blinddarm in Frage. Weiterhin benötigt man spezielle Hefen oder Bakterien, die im einen oder anderen Fall im Darm vorhanden sind (Luft- oder Hefen in Backwaren erfüllen diese Voraussetzung) und mindestens drei Wochen Gärung, was einer dreiwöchigen Verstopfung entspräche. Bei der Annahme, der Blinddarm hätte etwa 200 Milliliter Fassungsvermögen, wären maximal 15 Milliliter 90-prozentigen Alkohols über drei Wochen verteilt zu erwarten. Jemand, der täglich seine Herztropfen zu sich nimmt, hätte wesentlich mehr Alkohol im Blut. Da diese theoretisch angenommenen »optimalen Voraussetzungen« für eine alkoholische Gärung noch nicht einmal ansatzweise erfüllt sind, darf man von einer Promillegrenze für Vegetarier getrost absehen.

Dennoch kann nicht in Abrede gestellt werden, dass Vegetarier wie alle anderen Menschen auch an Leberzirrhose erkranken können, mit der Kost allerdings hat das weniger zu tun.

Man muss nicht und man sollte auch nicht von heute auf morgen seine Ernährung rigoros verändern. Aber etwas umdenken und den Fleischkonsum reduzieren hat noch niemandem geschadet. »Semivegetarismus«, ein bisschen hiervon, ein bisschen davon, halte ich persönlich für die beste Ernährung und praktiziere sie selbst, ohne bisher jemals an irgendeiner Erkrankung gelitten zu haben (vielleicht gerade deswegen?). Aber man kann auch als reiner Vegetarier leben, ohne irgendwelche Mangelerscheinungen befürchten zu müssen, wenn man sich gut informiert und konsequent dafür sorgt, dem Körper alle lebensnotwendigen Stoffe zukommen zu lassen.

Denken Sie aber immer daran: Lassen Sie sich Zeit für jede Umstellung, wenn Sie sich an unserem Ernährungsplan orientieren. Vielleicht beginnen Sie mit einer Darmsanierung und gestalten Ihre Essgewohnheiten dann langsam zu der Ernährungsform hin, die sich für Sie als richtig herausstellt. Dabei gibt es nichts Besseres, als die Vitalstoffe, die wir benötigen, von biologisch unverfälschten Lebensmitteln her aufzunehmen, um sie unserem Körper so schad- und giftstofffrei wie möglich zur Verfügung zu stellen. Denn nur auf solche Weise erhalten oder erlangen wir unsere Gesundheit.

Der Ernährungsplan bei Neurodermitis

Im »Neurodermitis-Ernährungsplan nach Schwedler/Vollmer« finden Sie eine Übersicht, in der empfohlene und zu meidende Lebensmittel jeweils dem Schweregrad der Erkrankung zugeordnet sind (siehe Anhang). Die Stadien I bis V korrelieren darüber hinaus mit dem Grad der Unbedenklichkeit bzw. Schädlichkeit der Produkte generell. Das heißt, je höher die genannte römische Ziffer ist, desto weniger eignen sich die dort eingeordneten Lebensmittel auch für Gesunde bzw. Nichtbetroffene:

- *Stufe I:* keine oder kaum auftretende gesundheitliche Belastung.
- *Stufe II:* seltene oder geringfügige gesundheitliche Belastung.
- *Stufe III:* vermehrt gesundheitliche Belastung.
- *Stufe IV:* starke gesundheitliche Belastung.
- *Stufe V:* sehr starke gesundheitliche Belastung.

Basierend auf den Erfahrungen von H. D. Schwedler, wird dieses vielfach bewährte und gutfunktionierende Ernährungssystem immer wieder dem neuesten Wissensstand angepasst. Im Laufe eines halben Jahrhunderts intensiver Neurodermitisbehandlung konnte es seine Wirksamkeit wiederholt beweisen. Auf unkonventionelle Weise und auch ohne riesigen wissenschaftlichen Apparat ist es uns so gelungen, das Modell für eine Ernährung zu entwickeln, die auf pragmatische Weise an den Wurzeln der Neurodermitiserkrankung wirkt.

Darüber hinaus hat sich in der Praxis herausgestellt, dass

diese Ernährungsform, je nach Fall auch leicht modifiziert, so ziemlich allen Anforderungen für einen erfolgreichen Therapieausgang bei den verschiedensten anderen chronischen Erkrankungen entspricht. Das ist ein untrügliches Zeichen dafür, dass es sich hier um einen ganzheitlichen Ansatz handelt, der dem Menschen in seiner Gesamtheit und auf vielfache Weise zuträglich ist.

Empfehlenswert: die Stufen I, II und III

Zu den empfohlenen Nahrungsmitteln und ihren Zubereitungen für die Stufen I bis III gehören vor allem unbehandelte und frische Produkte, die nach gründlichem Waschen – versteht sich – geschnitten, gehobelt, geraspelt, geschrotet, geschält und gepresst worden sind. Sie können roh, im eigenen Saft gegart (gedünstet) oder gedämpft sein, auch gekeimt. Das Fermentieren mit Hilfe von Milchsäurebakterien (zum Beispiel beim Sauerkraut) und die Lufttrocknung (etwa bei den Gewürzen) zählen auch noch dazu.

Gebackene, pasteurisierte, gedarrte, mit viel Wasser gekochte und heißgepresste Waren sollten, wenn sie nicht vermieden werden können, mit Bedacht gewählt werden. Und die Mikrowelle bringen Sie am besten zu Ihrer örtlichen Elektroschrott-Verwertungsstelle.

Falls Sie auf eines der folgenden Lebensmittel allergisch reagieren sollten, was theoretisch ja bei jeder Substanz möglich ist, lassen Sie es einfach weg und nehmen Sie ein anderes:

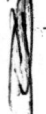 – *Getränke:* Quellwasser (oder kohlensäurefreies Wasser wie zum Beispiel Volvic), Kräutertees, grüner Tee natur, Lapacho-Tee, Rooibusch-Tee natur, Pu-Erh-Tee, Brun-

nenwasser (kontrolliert), Apfelsaft naturtrüb, Mate-Tee oder später auch mal ein Getreidekaffee. Tagesgesamtmenge: 2,5 bis 3 Liter oder mehr.

- *Getreide:* in erster Linie gekeimte Getreidesorten wie Weizen (gekeimt verträglich), Roggen, Gerste, Hafer, Hirse, Buchweizen, Dinkel, Grünkern oder auch Mais und natürlich biologische Produkte wie Vollkornschrot, Dinkelmehl, Getreideflocken wie Hafer-, Reis-, Dinkelflocken usw., frischgeschrotetes und eingeweichtes Getreide (Frischkornmüsli), hohe Mehltypen (Weizen: Typenbezeichnung 1600 bis 2000), Reis, Biovollkornknäckebrot.

- *Gemüse:* An erster Stelle steht hier der Brokkoli, der eine richtig leckere »kleine Wunderwaffe« ist. Ansonsten kann man alles nehmen, was frisch und passend zur Jahreszeit ist und möglichst in der Umgebung geerntet wurde: Blüten-, Blatt-, Stengel-, Fruchtgemüse (außer den nicht empfehlenswerten Sorten wie Tomaten und Paprika), Wurzelgemüse wie Kartoffeln, Karotten, Rote Bete usw., unerhitzte milchsaure Gemüse wie Sauerkraut, frisch gepresste Gemüsesäfte, gekeimte Hülsenfrüchte, gedünstete Hülsenfrüchte, Pilze und Avocados. Tiefgefrorenes Biogemüse und erhitzte Gemüsesäfte können ab und an verwendet werden. Unbehandelter Tofu (Sojabohnenquark) ist meistens gut verträglich und kann gern zur Bereicherung des Speiseplans mit eingesetzt werden, sofern Sie ihn in Bioqualität bekommen können.

- *Obst:* Mittlerweile gibt es wieder eine große Bandbreite an frischem Obst der Region zu kaufen, viele Sorten davon sogar in Bioqualität. Wenn Sie sich umhören, werden Sie sicher schnell fündig. Es lohnt sich nicht nur aus gesundheitlichen Aspekten, ungespritzte und frische

Ware zu bevorzugen, sondern die Erzeugnisse schmecken auch um Welten besser als behandelte Ware. Greifen Sie beherzt zu bei Kernobst wie Äpfeln und Birnen, verzichten Sie auf sämtliche Zitrusfrüchte, wählen Sie Stein- und Beerenobst (Erdbeeren, Aprikosen, Pfirsiche und Nektarinen allerdings nicht). Generell bevorzugt werden sollten wie auch beim Gemüse zwar die Sorten, die zur aktuellen Jahreszeit im eigenen Land wachsen, aber auch Wasser- oder Honigmelonen, Ananas (wenn sie gut vertragen werden), Papayas, Feigen oder Datteln braucht man nicht um jeden Preis zu meiden. Dasselbe gilt für Mangos und, außer wenn Sie unter Verstopfung leiden, gewöhnlich für Bananen. Tiefgefrorenes Obst und erhitzte Fruchtsäfte sollten nur in Ausnahmefällen Verwendung finden.

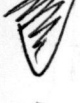

- *Milch und Milchprodukte:* Der Verzehr von Kuhmilch sollte unbedingt vermieden werden! Wenn man allerdings gar nicht darauf verzichten mag, ist sie in gesäuerter Form für den Körper wesentlich verträglicher als pur oder in Form von Milchpulver jeglicher Art. Bei den gesäuerten Milchprodukten bieten sich auch hier verschiedene Bioprodukte an: Butter-, Dick- und Sauermilch, Quark, Kefir, saure Sahne, Molke, Joghurt und sogar Käse bis zu einem Fettgehalt von 30 Prozent in der Trockenmasse. Anstelle von Kuh- kann man auch gern auf Mandel-, Reis- und bei guter Verträglichkeit auf Sojamilch ausweichen. Es gibt noch mehr über Milch zu sagen, wir kommen deshalb im Kapitel »Die Milch macht's« noch einmal darauf zurück.
- *Fleisch, Fisch, Eier:* Generell gilt hier, dass man vor allem als Neurodermitiker so wenig wie möglich davon ver-

zehren und Schweinefleisch in jeglicher Form meiden sollte, ebenso Wildschweinfleisch. Auch wenn dies nach den herkömmlichen wissenschaftlichen Methoden bisher nicht nachgewiesen ist, entstehen im Stoffwechsel des Schweins ganz bestimmte Substanzen (etwa die sogenannten Sutoxine[39]), die dem menschlichen Organismus nicht zuträglich sind (siehe auch den Abschnitt »Fleisch«). Wer auf Hühnereier allergisch reagiert, kann bei Bedarf auf Produkte wie »No Egg« (ein Ei-Ersatz) ausweichen. Dennoch – kaufen Sie all diese Sachen am besten bei einem ökologisch orientierten Metzger, Fischhändler oder Bauern Ihres Vertrauens, um nicht die Massentierhaltung mit ihren mittlerweile weithin bekannten fatalen Folgen zu unterstützen. Meiden sollten Sie auch sämtliche Innereien, egal, von welchem Tier, Wurst, Schinken und konsequenterweise auch jegliche Fleischkonserven. Haltbar gemachte Eier (Soleier) und Eipulver sowie alle Fertiggerichte und isoliertes Eiweiß (Protein) streichen wir ebenfalls von unserer Liste. Auch wenn es »nur« Sojaburger, -schnitzel oder sonstige Fleischersatzprodukte mit Alibifunktion sind: Sie brauchen das alles nicht wirklich, wenn Sie gesund bleiben oder werden möchten.

– *Öle und Fette, Samen und Nüsse:* Empfehlenswert sind hier vor allem Oliven und das kaltgepresste Extra-Vergine-Olivenöl, dann Kürbiskerne und Kürbiskernöl, Sonnenblumenkerne und nichtraffiniertes Sonnenblumenöl, Sesam und unverschnittenes Sesamöl, Kokosnüsse und natürliches Kokosöl oder Kokosfett, Mandeln und Mandelöl sowie Maiskeim- und Leinöl zählen auch noch dazu. Kurz und gut: Hochwertige pflanzliche Öle, kaltgepresst und nicht raffiniert, sind mit weitem Abstand

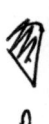

jedem tierischen Fett vorzuziehen! Und man kann auch ganz einfach mal Avocado anstelle von Butter aufs Brot streichen. Sesam, Kürbis-, Sonnenblumenkerne, Mandeln, Macadamianüsse, Cashew-, Pinienkerne, Leinsamen und Esskastanien kann man im Normalfall essen. Bitte meiden Sie Erd-, Hasel-, Wal- und Pekannüsse, sie können gerade bei Allergikern allerschlimmste Allergieschübe bis hin zum allergischen Schock mit Todesfolge auslösen.

– *Gewürze und Salz:* Allen voran sind frische Garten- und Wildkräuter, frische Gewürzwurzeln wie Ingwer und Meerrettich zu empfehlen, aber auch Apfelessig. Wenn man seine Blumentöpfe bereits abgeerntet hat oder gerade nichts Frisches zur Hand ist, kann man luftgetrocknete Kräuter, Wurzeln oder Samen verwenden. Auch ein paar Tropfen Essig im Kochwasser vom Gemüse tragen belebend zu einem runderen Geschmack bei. Ein grobes Meersalz enthält deutlich mehr Mineralstoffe und kein zusätzliches Aluminium, das als Trennmittel benutzt wird, um es rieselfähig zu machen. Der Geschmack ist anfangs eine Spur herber, als man es vom feinkörnigen Salz gewöhnt ist. Beim »Fleur de Sel« handelt es sich um eine ganz feine Salzkruste, die nur in geringer Menge bei einer ganz bestimmten Witterung entsteht und aromatisch fein schmeckt. Die groben, sehr harten Körner des schwarzen Himalajasalzes »Kala Namak« sind vollgespickt mit Eisen, vielen Mineralstoffen und Schwefel. Nicht nur, dass es einen wirklich außergewöhnlichen Geschmack hat, es gilt auch als eines der gesündesten Salze überhaupt und wird im Ayurveda nicht nur bei Rheuma und Verdauungsstörungen eingesetzt. Wenn einem die

Zeit oder die Muße fehlen, eine Gemüsebrühe selbst zu kochen, sollte man sie sich bei Bedarf aus dem Reformhaus oder Bioladen besorgen. Aber achten Sie bitte unbedingt darauf, dass sie weder Geschmacksverstärker noch Hefe, Molkepulver, Tomaten oder Paprika enthält.

– *Süßmittel:* Zucker, ob weiß oder braun, ist für Neurodermitiker natürlich tabu. Aber auch die »Naschkatzen« sollen nicht zu kurz kommen. Qualitativ hochwertiges frisches Obst zum Beispiel gibt Speisen nicht nur eine angenehme Süße, sondern sorgt insgesamt für einen besseren Geschmack und versorgt uns mit lebenswichtigen Vitalstoffen. Dass Weintrauben, Birnen, Äpfel, Bananen, Mangos, Pflaumen, Melonen usw. sich gut zum Süßen eignen, ist weithin bekannt. Langsam kommen auch immer mehr Ernährungsbewusste auf den Geschmack von Rosinen, Feigen (sowohl frisch als auch getrocknet), Datteln, Pflaumen und ungeschwefelten Apfel- oder Birnenschnitzen. Apfel- oder Bananenchips sind ebenfalls eine köstliche Knabberei. Nur lassen Sie auch hier bitte im eigenen Interesse unbedingt die Finger von getrockneten Aprikosen, Pfirsichen, Nektarinen, Erdbeeren und allen Zitrusfrüchten. Es gibt verschiedene gute Alternativen zum Süßen, angefangen bei unbehandeltem Stevia, dem Süßkraut, das die 400-fache natürliche Süße des Zuckers hat, über Agavendicksaft, Ahornsirup, kaltgeschleuderten Honig bis hin zur gelegentlichen Verwendung von Apfel- und Rübenkraut, Birnendicksaft, »granoVita Ur-Süße« und selbst mal Melasse. Und nicht zu vergessen Großmutters Pflaumenmus, wofür die Früchte im Backofen ohne Zusatz von Wasser und Zucker regelrecht geschmort werden und das »Powidl«, wie meine Mutter es nannte,

dadurch herrlich süß wird, weil sich die natürliche Frucht-
süße durch das Verdampfen bis auf das Fünffache kon-
zentriert. Mandel- und Maronenmus (Esskastanienpüree)
bereichern gekonnt diese geschmackliche Vielfalt für vari-
antenreiches »Zaubern« süßer Speisen.

Nicht empfehlenswert: die Stufen IV und V

Tja, nun sind wir bei den überhaupt nicht zu empfehlenden
Lebensmitteln gelandet. Bei denen, die Sie unbedingt für
mindestens ein Jahr meiden, möglichst auch nicht »ab und
an mal essen oder trinken« sollten. Ihr Körper wird es Ihnen danken.

War schon klar, das Thema musste ja irgendwann mal
kommen, also packen wir's an ... (Aber keine Sorge, so
schlimm wird's schon nicht werden!)

Der beste Schutz vor Kratzattacken ist schon mal, die Lebensmittel zu vermeiden, die diese Attacken direkt oder auf
Umwegen auslösen können, also zum Beispiel alles, was auf
dem Weg industrieller Massenproduktion hergestellt wurde. Denn wer weiß als »Otto Normalerverbraucher« schon,
welche Prozesse und weiteren »Zutaten« sich neben den
deklarierten in den entsprechenden Produkten sonst noch
befinden bzw. was sich hinter den zum Teil verhüllenden
Angaben verbirgt ...? Vergessen Sie also schon mal per se
auch Auszugsmehle, Rieselsalz, Pökelsalz und Zucker (egal,
ob weiß oder braun).

Wir brauchen ebenso nichts Raffiniertes, Gebleichtes,
Ultrahocherhitztes, Sterilisiertes, Bestrahltes, Begastes, Ge-
färbtes und natürlich auch nichts Aromatisiertes, Desodo-
riertes, Synthetisiertes, Isoliertes, Destilliertes, Kristallisier-

tes, gentechnisch Manipuliertes, Geklärtes, Extrahiertes, Hydriertes (sofern wir es nicht selbst machen), Sprühgetrocknetes, Gefriergetrocknetes, Vakuumisiertes oder Alkoholisiertes. Denn alles, was in unseren Körper hineinkommt, muss er durch viele teils sehr aufwendige Arbeitsgänge wieder mühsam entsorgen. Und je unnatürlicher unsere Nahrung ist, desto schwerer tut er sich damit. Und dass unser Körper ja bereits massive Probleme mit der Entsorgung hat, können wir allein schon daran erkennen, dass wir an Problemen wie der Neurodermitis leiden. Meiden Sie also besser die folgenden Produkte:

– *Getränke:* Vermieden werden sollten gechlortes Leitungswasser, Kakao- und Schokoladengetränke (auch ungezuckerter Kochkakao), Bohnen- und Malzkaffee, Früchtetee außer selbstgemachtem Apfelschalentee (weil handelsüblicher nahezu immer künstlich aromatisiert ist) und schwarzer Tee (auch fertige Tee- oder Instant-Getränke). Natürlich gilt das auch für Bier, Wein, Schnaps und sonstige Alkoholika, ebenso für Colagetränke jeder Art, Limonaden und selbstredend für isotonische Mineralgetränke (sogenannte Power- oder Energydrinks). Fruchtsaftgetränke, -nektar und auch grünen aromatisierten Tee streichen wir erst mal von der Liste (einzige Ausnahme naturtrüber Apfelsaft mit Wasser verdünnt). Dass Proteindrinks und isolierte Proteine zu den absoluten »No-Gos« gehören, versteht sich eigentlich schon von selbst. Also ganz wichtig: Verwenden Sie keinerlei Schlankheits- (egal, welcher Art) und auch keine Eiweißpräparate für Sportler.
– *Getreide:* Hier vermeiden wir besser die Auszugsmehle bis hin zu den mittleren Typen (bei Weizen 1200 und bei

Roggen 1370), Kleie, Cornflakes, Kekse, Weißbrot, Kuchen, Zwieback, Dauerbackwaren und natürlich Mehlspeisen aus Auszugsmehlen oder mittleren Mehltypen. Ebenso isolierte Stärke (Kartoffel- oder Maismehl) und isolierte Ballaststoffe.

– *Gemüse:* Gemüsekonserven brauchen wir gleich gar nicht mehr einzukaufen; und was ganz besonders wichtig ist: Vermeiden Sie für längere Zeit unbedingt jeglichen Kontakt mit Tomaten und Paprika, und zwar in jeder Form (egal, ob frisch, konserviert, getrocknet, als Püree, Pulver oder Paste und bitte auch nicht als Gewürzpulver oder Streuwürze). Tomaten und Paprika zählen zu den stärksten Auslösern von Allergien und Neurodermitisschüben überhaupt, selbst kleinste Mengen davon können Sie im Heilungsprozess meilenweit zurückwerfen.

– *Obst:* Was zum Gemüse in Hinblick auf Jahreszeit und Herkunft gesagt wurde, trifft selbstverständlich auch beim Obst zu. Das Regal mit den Konserven darf Ihr Einkaufswagen ruhig umfahren. Dasselbe gilt für Erdbeeren und sämtliche Zitrusfrüchte, worunter Apfelsinen, Mandarinen, Clementinen, Satsumas, Grapefruit, Pomelos, Zitronen, Limetten, Kumquats und auch Bitter- oder Blutorangen fallen. Warum ich die Zitrusfrüchte so detailliert aufzähle? Was glauben Sie, was so manch eine(r) alles gern ausklammern möchte, wenn es um das Beibehalten liebgewordener Gewohnheiten geht … Früchte mit samtiger Haut und deren Kreuzungen wie Pfirsiche, Aprikosen und Nektarinen sind ebenfalls tabu. Außerdem verzichten wir noch auf alle Früchte mit einem hohen Vitamin-C-Gehalt. Keine Sorge, deswegen bekommen Sie ganz bestimmt keine Mangel-

erscheinungen, nur zukünftig weniger Hauterscheinungen. Also heißt es: Hagebutten, Johannisbeeren, Sand-
dorn und Holunder raus aus unserem Sortiment!

– *Milch und Milchprodukte:* Meiden Sie Rohmilch ebenso
   wie bearbeitete Milch sowie alle stark verfremdeten
   Milchprodukte wie Milchpulver.

– *Fleisch, Fisch, Eier:* Meiden Sie Fleisch und tierische Produkte, vor allem aber solche vom Schwein.

– *Öle und Fette, Samen und Nüsse:* Überlassen Sie die
   Margarine lieber den Schmierölproduzenten, da fände sie
   eine bessere Verwendung als in Ihrem Speiseplan. Auch
   wenn Sonnenblumen- oder Maiskeimmargarine auf der
   Verpackung steht, sagt das noch lange nichts darüber aus,
   woraus das Produkt wirklich hergestellt wird. Lassen Sie
   sich bitte nicht von den angeblich so guten und »wertvollen« Inhaltsstoffen täuschen, die hier angegeben werden.
   Verzichten Sie bitte auf alle raffinierten, extrahierten und
   heißgepressten Öle, Kunstspeisefette sowie Brat- und
   Backfette (sogenannte Shortenings) und natürlich mehrmals erhitzte Öle wie Frittieröl. Man kann auch nicht oft
   genug darauf hinweisen, dass für Allergiker und Neurodermitiker Erd-, Hasel-, Walnüsse und deren Erzeugnisse wie Erdnuss-, Haselnuss- oder Walnussöl in jeder
   Form absolut tabu sind. Das Gleiche gilt konsequenterweise für Nuss-Nougat-Erzeugnisse, Müsliriegel mit
   Nüssen und ähnliche Snacks. Auch wenn sie in frittierter
   oder gesalzener Form angeboten werden, lehnen Sie sie
   im eigenen Interesse lieber dankend ab.

– *Gewürze und Salz:* Gewürzextrakte, Geschmacksverstärker, Glutamate, Monoglutamate und Hefeextrakte
   jeglicher Art sind für den Neurodermitiker das, was für

den Teufel das Weihwasser ist. Das Gleiche gilt für Sojasauce, Hefeflocken, feines Kochsalz, Worcestersauce, Branntweinessig, Essigessenz und sämtliche Fertigsaucen (selbst wenn sie noch so schön das Wort »Kräuter« vorn draufstehen haben, bei den Salatdressings zum Beispiel). Es gibt auch nur sehr wenige E-Nummern (welche die Zusatzstoffe in Lebensmitteln kennzeichnen), die nicht als allergieauslösend gelten. Fangen Sie gleich als Erstes einmal damit an, bei sämtlichen Produkten, die Sie für gewöhnlich in Ihrem Haushalt verwenden, genauer durchzulesen, was sie enthalten. Bei den meisten hat man sie dann schon vom Lesen satt. Und denken Sie stets daran: Diese Hersteller kratzt es in aller Regel nicht, wenn es Sie juckt!

Apropos kratzen und jucken …

Nicht nur der Mensch scheint an Neurodermitis zu leiden, nein, auch im Tierreich gibt es den einen oder anderen Fall, der mir in meiner beruflichen Praxis unterkam.

Eines Tages erhielt ich zum Beispiel einen Brief aus dem Großraum Köln (es war außerhalb der offiziellen Karnevalszeit) mit dem Foto eines Hundes. Der Wortlaut ist hier zusammengefasst:

»Sehr geehrter Herr Vollmer, ich möchte Sie darum bitten, diesen Brief zu Ende zu lesen … Es handelt sich um einen langhaarigen tibetanischen Hirtenhund mit vom Tierarzt diagnostizierter Neurodermitis. Wie Sie anhand des Fotos erkennen können, ist der Hund fast kahl und kratzt sich immer wieder mal auf. Könnten Sie mir vielleicht einen Ratschlag geben, wie man dem Ganzen beikommen könnte? Ich würde auch mit dem Hund gern zu Ihnen nach Hamburg kommen …«

Ich fand den Fall sehr interessant, und so beschloss ich, mit der Besitzerin in Kontakt zu treten. Sie war äußerst erfreut und bereit, meine Vorschläge in die Tat umzusetzen. Ich riet ihr zu einer vollkommenen Ernährungsumstellung und speziellen homöopathischen Mitteln. Ein Versuch, wie ich betonte, denn ich hatte ja noch keine Erfahrung mit fast kahlen »langhaarigen tibetanischen Hirtenhunden«.

Was soll ich sagen? Nach kurzer Zeit erhielt ich einen Anruf: Der Hund kratzte sich nicht mehr blutig, und sein Fell begann das erste Mal seit Jahren wieder die kahlen Lücken zu schließen …

– *Süßmittel:* Isolierte Zucker wie Frucht- und Traubenzucker, Malzzucker und Zuckeraustauschstoffe (damit sind sämtliche künstlichen Süßstoffe gemeint) lassen wir ebenso weg wie isolierte Stärke (Kartoffel- oder Maismehl) und isolierte Ballaststoffe.

»Die Milch macht's«

So heißt es in einer Werbebotschaft der Centralen Marketinggesellschaft der deutschen Agrarwirtschaft (CMA), und die Texter dieses Slogans waren sich womöglich gar nicht bewusst, in welch vielfältiger Hinsicht sie damit recht haben. Denn gleich, ob jemand an Neurodermitis erkrankt ist oder an Allergien leidet, der Verzehr von Kuhmilch ist ein sicherer Garant für das Weiterbestehen seiner Probleme.

So schwer es auch vielen fällt, auf Milch zu verzichten, sollte der Neurodermitiker sie zukünftig unbedingt im Kühlregal stehen lassen. Das kann man nicht oft genug sagen ... Das heißt, egal, ob fettarme oder Vollmilch, H- oder frische Milch, süße Sahne, Kondens- oder Trockenmilch (Milchpulver), Kaffeeweißer, Käsekonserven, Schmelzkäse oder Molkenpulver, wir lassen das besser alles ebenso weg wie isoliertes Kasein, Molkenprotein, isolierten Milchzucker, isoliertes Lecithin oder Sterilmilch. Normales Speiseeis, das aus Milch, Sahne und Zucker hergestellt wurde, vergessen wir und machen stattdessen selbst ein alternatives.

»Milch macht müde Männer munter« ist ein weiterer Werbespruch, der aus den fünfziger Jahren stammt und mittlerweile fast zum geflügelten Wort geworden ist. Dabei hat Milch keinen anregenden oder gar leistungssteigernden Effekt. Eher trifft das Gegenteil zu, und ihr relativ hoher Gehalt an der Aminosäure Tryptophan ist möglicherweise für die schlaffördernde Wirkung verantwortlich.

Nicht alle Nahrungsmittel werden mit so eindringlicher Verkaufsstrategie auf den Markt gebracht wie Milch und Molkereiprodukte. »Milchsee« und »Butterberg« waren in den achtziger Jahren typische Ergebnisse massiv fehlgelaufener subventionierter EU-Landwirtschaftspolitik, und der Absatz jener Produkte musste massiv forciert werden. Permanent wird mit zweifelhaften Argumenten versichert, Milch sei besonders gesund, weil sie alle zur Ernährung nötigen Substanzen im denkbar günstigsten Mischungsverhältnis darböte, so dass man reichlich davon verzehren sollte. Wenn wir uns jedoch der Tatsache bewusst werden, dass

Milch (außer Vorzugsmilch) und die daraus hergestellten Produkte samt und sonders durch Erhitzen so verändert wurden, dass sie in dieser Form dem Körper mehr Schaden zufügen als Nutzen bringen, erscheinen Zweifel angebracht, was den gesundheitlichen Aspekt betrifft. Allein durch Erhitzen verlieren die Vitamine alle Eigenschaften, die den Wert der Milch als Lebensmittel ausmachen könnten. Unter diesen Gesichtspunkten nehmen sich manche Werbesprüche, mit denen zum Beispiel H-Milch angepriesen wird, als dreiste Irreführung aus. H-Milch kann unter keinen Umständen noch »genau all das enthalten«, was sie als Rohmilch ursprünglich einmal hatte. Ihre Vitamine sind durch den Vorgang des Ultrahocherhitzens zerstört. Das ohnehin für den Menschen schwerverdauliche Kaseineiweiß der Kuhmilch ist auf die gleiche Weise verändert worden, so dass es kaum noch für den Organismus verwertbar ist, und der Mineralgehalt hat seine natürlichen Funktionen verloren. Nicht anders ergeht es dem hochgepriesenen Calcium, das als »Knochenmineral« zwar das Wachstum des Winzlings ermöglichen soll, aber weit davon entfernt ist, dies zu tun, da es unter dem Pasteurisierungsvorgang lieber eine Phosphorverbindung eingegangen ist, die es in dieser Form als Knochenmineral zum Aufbau des Knochengerüsts vollkommen ungeeignet macht. Die unausweichliche Folge: Der Körper entlässt es günstigstenfalls mit deftiger Duftnote in die Windeln.

Die Palette der durch Kuhmilch ausgelösten Beschwernisse reicht vom leichten »Milchschorf« der Säuglinge über zähe und hartnäckige Verschleimungen der Atemwege, chronische Mandelentzündungen im Kindesalter bis hin zu Asthma, Bronchialkatarrh und schweren Verdauungsproblemen, und an der Spitze stehen immer noch: Allergien und Neurodermitis.

Keineswegs allein aus diesem Grund ist Muttermilch für Säuglinge derselben Spezies durch nichts zu ersetzen: Nicht nur für den Menschen, sondern auch für alle anderen Säugetiere der Welt bildet die arteigene Milch die einzige Nahrung, die es den Neugeborenen ermöglicht, das im Mutterleib entstandene Leben seiner Art gemäß weiterzuentwickeln. Diese Voraussetzung erfüllt lediglich die Muttermilch. Menschenkinder brauchen deshalb Menschenmilch.

Es gibt kein Nahrungsmittel, das die Eigenschaften der Muttermilch in der Qualität und im Mischungsverhältnis ersetzen kann. Und ihren Gehalt an Milchzucker, Fett, Proteinen, Vitaminen und Mineralstoffen passt der mütterliche Organismus während der Stillzeit den rasch wachsenden Bedürfnissen des Säuglings an.

Es beginnt mit der leicht gelblich verfärbten Vormilch (Kolostrum[40]), die in den ersten Tagen nach der Geburt gebildet wird und im Unterschied gegenüber reifer Muttermilch etwas Fett enthält, aber neben Proteinen einen viel besser angepassten Gehalt an Vitaminen aufweist. Außerdem liefert eine besondere Form weißer Blutkörperchen dem Säugling, solange er noch nicht über eigene Abwehrkräfte verfügt, eine Grundausstattung an Abwehrstoffen, also einen Schutz vor Durchfall und landläufigen Bagatellinfektionen in den ersten Lebenstagen.

Nach acht bis zehn Tagen wandeln sich die Eigenschaften der Muttermilch. Ihre Bestandteile bleiben zwar dieselben, aber das Mischungsverhältnis ändert sich bei jedem Stillvorgang. Anfangs enthält die Milch mehr Wasser, um den Durst des Babys zu löschen. Erst im Verlauf des Stillens nehmen Fettgehalt, Protein- und Mineralbestandteile zu, und zwar dem Bedarf entsprechend, den der Säugling mit mehr oder weniger Appetit fordert. Daraus ergibt sich, dass es sinnvoll ist, das Baby so lange saugen zu lassen, bis es von selbst aufhört. Setzt man es früher ab, kann es geschehen, dass es seinen Durst zwar ausreichend löscht, aber die später fließenden Nährstoffe ihm teilweise vorenthalten bleiben, weswegen es nicht richtig satt wird. Die Folge davon ist ein quengelndes, hungriges Kind, das seine Unzufriedenheit kundtut, anstatt sich nach gehörig intensivem Stillen in gesundem Babyschlaf von der Strapaze des Trinkens zu erholen.

Um verständlich zu machen, weshalb die Kuhmilch im Naturzustand wie auch keine noch so sehr angepriesene künstlich hergestellte Milch die Muttermilch ersetzen kann, sind in den Tabellen die Analysedaten der wichtigsten Inhaltsstoffe zur Kuhmilch gegenübergestellt.

Mutter- und Kuhmilch im Vergleich: Hauptnährstoffe

An Hauptnährstoffen enthält 1 Liter durchschnittlich (Angaben in Gramm):

	Muttermilch	Kuhmilch
Wasser	877	875
Eiweiß	12	33
Fett	37	35
Kohlenhydrate	71	48

Während der Gehalt an Wasser und Fett nahezu gleich groß ist, enthält Kuhmilch im Vergleich zur Muttermilch fast die dreifache Menge an Eiweißstoffen, womit die Verdauungskraft eines Säuglings restlos überfordert wird und er öfters stark an Blähungen leidet. Sie enthält aber auch rund ein Drittel weniger an Kohlenhydraten, auf die er nicht ohne Schaden verzichten kann. Noch viel auffälliger ist der Unterschied bei den zum Knochenaufbau notwendigen Elementen wie den Mineralstoffen.

Mutter- und Kuhmilch im Vergleich: Mineralstoffe

An Mineralstoffen enthält 1 Liter durchschnittlich
(Angaben in Milligramm):

	Muttermilch	Kuhmilch
Natrium	150	480
Kalium	530	1570
Calcium	310	1200
Phosphor	150	920

Für das Leichtgewicht, mit dem ein Säugling ins Leben tritt, genügt demnach ein Drittel bis ein Viertel, an Phosphor sogar nur ein Sechstel der Mineralstoffmenge aus der Kuhmilch, die ja eigentlich für die Kälber bestimmt ist, die mit dem Fünfzehn- bis Zwanzigfachen unseres Geburtsgewichts zur Welt kommen. Hieraus ergibt sich, dass Menschenbabys, nicht mit Kuhmilch ernährt werden sollten. Dabei genügt es nicht etwa, Kuhmilch einfach mit Wasser zu verdünnen, um ihren hohen Mineralgehalt auf das für menschliche Säuglinge zuträgliche Maß zu reduzieren. Denn dadurch würden ja auch die Fett- und Kohlenhydratanteile der Kuhmilch mit verdünnt, die entweder in der richtigen Menge vorhanden sind (Fett) oder angereichert werden müssen, wie es für Eiweiß und Milchzucker zutrifft.

Muttermilch und »Genussgifte«

Grundsätzlich gilt natürlich, dass Alkohol, Nikotin sowie Rausch- und andere Genussgifte während der Schwangerschaft und der Stillzeit unbedingt vermieden werden sollten, was auch auf das passive Rauchen zutrifft. Man muss das immer wieder sagen. Der Qualm, den andere rücksichtslos in Gegenwart einer Schwangeren oder Stillenden produzieren, ist für Mutter und Kind nicht viel weniger gefährlich als aktiver Tabakkonsum. All diese Gifte gelangen ins Blut und schädigen sowohl das ungeborene Kind über die Nabelschnurversorgung als auch den Säugling, der sie entweder mit der Muttermilch aufnimmt oder als Passivraucher sogar einatmen muss.

Der Eiweißanteil in der Muttermilch beträgt weniger als die Hälfte als in der Kuhmilch, ist aber durch einen höheren Anteil an Molkenproteinen und geringerem Anteil an Kasein besser verdaulich für den Säugling. Der Molkeneiweißanteil macht den Stuhl weicher und löst seltener Verdauungsprobleme und Allergien aus. In der Muttermilch sind außerdem die essenziellen und nichtessenziellen Aminosäuren in dem für das Wachstum des Kindes notwendigen Verhältnis enthalten.

Der Kohlenhydratanteil enthält hauptsächlich Laktose. Dieser Milchzucker fördert die Aufnahme von Nährstoffen und unterstützt das Gehirnwachstum. Der etwas höhere Fettanteil in der Muttermilch und der höhere Cholesteringehalt sind für die Entwicklung des Gehirns insbesondere in den ersten Monaten sehr wichtig. Der Gehalt an essenziellen

Fettsäuren variiert je nach der Ernährung der Mutter. Ein weiterer Vorteil der Muttermilch ist, dass sie Verdauungsenzyme enthält, die dem Säugling die Aufspaltung der Nährstoffe erleichtert. Der Gehalt und die Zusammensetzung an Vitaminen und Spurenelementen sind bei der Muttermilch optimal an die Bedürfnisse des Säuglings angepasst. Kuhmilch enthält zum Beispiel eine zu hohe Konzentration an den wasserlöslichen Vitaminen B_1, B_2, B_6, B_{12} sowie Pantothensäure, der Gehalt an Nicotinamid dagegen ist zu gering. An fettlöslichen Vitaminen enthält Kuhmilch gegenüber der Muttermilch zu wenig an Vitamin A, D und E. Bei den Spurenelementen weist die Muttermilch der Kuhmilch gegenüber eine bessere Zusammensetzung auf und ermöglicht durch eine andere Stoffbindung eine erhöhte Aufnahme der Nährstoffe. Eisen wird zum Beispiel aus der Muttermilch zu 50 bis 70 Prozent aufgenommen, aus der Kuhmilch lediglich zu sieben bis zehn Prozent.

Das Entscheidende aber sind die spezifischen Abwehrkräfte, die der Säugling aus der Muttermilch erhält und von denen ich nur die wichtigsten hier aufführen möchte: Immunglobulin A und M, Lysozyme, Lactoferrin und Interferon. Damit gewinnt die Muttermilch im direkten Vergleich mit der Kuhmilch haushoch. Und nicht zu vergessen: Sie variiert ihre Zusammensetzung individuell mit jedem Stillvorgang und führt somit dem Nachwuchs jene Stoffe zu, die er im jeweiligen Zeitraum benötigt.

Etwas bessere Eigenschaften als Kuhmilch hätte notfalls noch die Stutenmilch, einen Muttermilchersatz kann aber auch sie bei weitem nicht bieten.

Wenn eine Mutter ihr Kind nicht selbst stillen kann, bleibt sicherlich die Alternativkost übrig, die als »Flaschennahrung« zubereitet werden kann. Aber es ist auf jeden Fall empfehlenswert, bereits vor der Geburt mit einer Hebamme Kontakt aufzunehmen. Auch wenn es mit dem Stillen nicht auf Anhieb klappen will, kann man sich wirklich guten Rat bei den in der Regel exzellent ausgebildeten Stillberaterinnen und Hebammen holen. Möglicherweise liegt es ja nur an der Stilltechnik, und ein paar kleine Hinweise helfen sowohl Ihrem Baby wie auch Ihnen weiter.

Last, but not least – nicht zu vernachlässigen und schon gar nicht zu vergessen: Was ein nur mit dem Fläschchen ernährter Säugling sehr vermissen wird, sind der enge Körperkontakt beim Stillen und der beruhigende Herzschlag der Mutter, was der seelischen Entwicklung des Babys entscheidende Impulse vermittelt, die sich in jedem Fall im späteren Leben positiv auswirken werden.

Gemüse

An mehr als 300 Gemüsearten, die weltweit angebaut werden, ist die deutsche Landwirtschaft mit ungefähr einem Fünftel beteiligt. Die Anzahl der Sorten ist freilich bedeutend höher. Gegenwärtig gibt es auf der Welt etwa 800 verschiedene Sorten, die zum großen Teil in tropischen Ländern wachsen und teilweise importiert werden.

Unser Gesamtverbrauch an Gemüse beträgt der Bayerischen Landesanstalt für Landwirtschaft zufolge – bei glücklicherweise steigender Tendenz – pro Kopf und Jahr rund 90 Kilogramm, die auf den Tagesverzehr umgerechnet bescheidene 250 Gramm ergeben, worin Hülsenfrüchte und Kartoffeln allerdings nicht enthalten sind. Aus diesen Zahlen ist erkennbar, dass unser ausgesprochen schmaler Konsum an pflanzlicher Kost einen erheblichen Schwachpunkt unserer Ernährung darstellt. Obwohl mittlerweile allgemein bekannt ist, dass Gemüse als wichtiger Vitaminspender möglichst nur kurz gedünstet oder roh verzehrt werden sollte, ist der erschreckende Trend zu bequem vorbereiteten Halbfertigerzeugnissen, Konserven und Tiefkühlkost unverkennbar.

Geringere Umstände beim Einkauf, die eingesparte Arbeit des Verlesens und Putzens marktfrischer Ware, vermiedene Abfälle und nicht zuletzt verminderter Zeitaufwand bei der Zubereitung begünstigen diese Entwicklung. Aus diesen – nennen wir es mal unbestreitbaren – Vorteilen haben sich mit der Zeit stark veränderte Konsumgewohnheiten herausgebildet, deren Höhepunkt natürlich der Siegeszug des Fastfoods ist.

Ach ja, kennen Sie übrigens schon die »volkstümliche« Übersetzung für »Fastfood«? Kurz und treffend: »Fast-Essen«. Das trifft's doch: Kann man essen, ja, aber eben nur fast …!

Da so ziemlich alle natürlichen Vital- und Sekundärstoffe in Fastfood-Produkten fehlen, sättigen sie nur kurzfristig. Dadurch wiederum meldet sich zwischen den Mahlzeiten immer öfter wieder ein Hüngerchen, das man mal eben mit einem weiteren Kalorienbömbchen ohne nennenswerten Nährwert bekämpft. So schleicht sich mit der Zeit trotz übermäßiger Nahrungszufuhr eine Mangelsituation ein, die je nach körperlicher Anlage als Ausgangspunkt für Leiden verschiedenster Couleur und Ausprägung dienen kann.

Das Angebot von Lebensmitteln aller Art war bei uns noch nie so reichhaltig, und die Verbraucher konnten noch nie so ungebremst aus dem Vollen schöpfen wie heute. Leider besteht dadurch aber nur noch ein verschwindend geringer Teil unseres Gemüsekonsums aus Marktware, die zur entsprechenden Jahreszeit im Freiland geerntet und auf Wochenmärkten feilgeboten wird.

Nachbarschaftshilfe

Eine andere, in meinen Augen vernünftige Methode der gesunden Ernährung, von der mir ein Patient einmal vor ein paar Jahren erzählte: Versuchen Sie, sich mit Ihren Nachbarn, Freunden oder Bekannten in Ihrer Umgebung zu organisieren. Fragen Sie örtliche Bauern, ob sie Ihnen ein Stück Land günstig verpachten. Lassen Sie sich von einem Fachmann beraten, was für Gemüse wann gesät wird und auf was Sie bei den einzelnen Sorten achten müssen. Stellen Sie sich Ihre Lieblingsliste an Gemüse zusammen und planen Sie das mit den anderen.

Nachdem Sie alle nötigen Informationen haben, besprechen Sie untereinander die Aufgabenverteilung und den Einsatz der vorhandenen Finanzmittel (Pacht, Bewässerung, Samen, Pflänzchen usw.) und fangen Sie einfach an. Um nicht zu viel Lehrgeld zahlen zu müssen, holen Sie sich öfter mal fachmännischen Rat. Das ist eine nutzvolle, gesundheitlich wertvolle Freizeitbeschäftigung für die ganze Familie an frischer Luft, bei der Sie noch freundschaftliche Kontakte pflegen und neue eröffnen können. Dies und alle »Begleiterscheinungen« sind neben der gesunden Kost gerade für Neurodermitiker von großem Vorteil.

Sicher werden Rückschläge nicht ausbleiben, aber man

beißt sich da einfach locker durch. Uns erging es anfangs auch nicht viel anders, als meine Frau und ich unser erstes Biogemüse anpflanzten. Heute decken wir mit relativ geringem Aufwand mittlerweile unseren gesamten Eigenbedarf mit den interessantesten Gemüsesorten, die wir in Hochbeeten anbauen. Ich kann Ihnen versichern, es lohnt sich mehr, als wir uns das hatten vorstellen können, und der Geschmack ist genauso unbezahlbar wie der Kontakt zur Natur.

Ein kleines Problem könnte vielleicht die Umstellung der Geschmäcker von »industriell« auf »biologisch« sein. Ein Problem, das mir auch immer wieder einmal in der Praxis begegnete. Aber nach anfänglichem Sträuben sind vor allem auch die Jüngsten häufig viel vernünftiger, als man ihnen das zugetraut hätte.

Treibhauserzeugnisse lassen sich leichter verarbeiten als Freilandware. Es gibt kaum Abfälle, und tadelloses Aussehen sichert flotten Absatz. Soweit Konservieren in Dosen oder Gläsern beabsichtigt ist, wird das Gemüse nach dem Abfüllen und Verschließen der Behältnisse für die Dauer von mindestens 15 Minuten einer Temperatur von über 120 Grad Celsius ausgesetzt, dadurch keimfrei gemacht und zugleich gar gekocht. Empfindliche Inhaltsstoffe, speziell Vitamine, überstehen diese Behandlung allerdings nicht. Die Substanz der auf diese Art konservierten Lebensmittel wird im Wesentlichen auf Ballaststoffe reduziert, die zwar auch nötig sind, aber allein keinen Nährwert haben.

Soll die Ware als Tiefkühlkost in den Handel kommen,

wird sie bei minus 25 bis minus 40 Grad schockgefroren und muss anschließend auf mindestens minus 18 Grad gehalten werden. Diese Handelsform verlangt eine lückenlose Kühlkette mit stets gleichbleibender Temperatur von ebenfalls minus 18 Grad, die ab dem Lager des Herstellers über Transportwege und Zwischenlager des Handels bis zum Verkauf an den Endverbraucher niemals unterbrochen werden darf, um die Qualität der empfindlichen Erzeugnisse nicht zu gefährden. Leider sind diese unbedingt notwendigen lückenlosen Kühltransportwege nicht immer gewährleistet.

Zumindest grüner Salat, Möhren, Wirsing und etliche Kohlsorten sollten, wenn irgend möglich, aus naturnaher Erzeugung erworben werden und regelmäßig auf den Tisch kommen, um wenigstens einen Teil der Mängel aus konservierter Kost zu kompensieren.

Gigl – Gemüse im Glas

Eines Tages kam eine Mutter mit ihrem vierjährigen Sohn in unsere Praxis. Tobias war sein Name, ein rothaariger Sonnenschein mit Sommersprossen. Seine Mutter schob ihn im Kinderwagen, da er vor lauter Schmerzen nicht laufen konnte. Er eroberte zwölf Praxisherzen im Flug, die von zehn Mitarbeitern, meiner Frau und von mir. Tobias war nicht nur an einem speziellen Rheuma, sondern zusätzlich auch an Neurodermitis erkrankt und musste schon kurz nach seiner Geburt in ärztliche Behandlung. Eine Vorarlberger Kinder-Rheumaklinik war schon fast zu seinem zweiten Zuhause geworden. Seine Mutter hatte von unserer Methode gehört und begann mit ihm eine Therapie bei mir.

Tobias war ein echter Musterpatient, bis auf eines: Er mochte kein Gemüse und aß nur sehr wenig Obst. Leider hatte man in dieser Klinik damals nichts Besseres gewusst, als ihn mit Quarkprodukten und synthetischen Rheumapräparaten innerlich und äußerlich zwei Jahre lang vollzupumpen. Das musste sofort geändert werden, denn sein Zustand verschlimmerte sich mehr und mehr, und sein Stoffwechsel war so gestört, dass er sogar zu erblinden drohte.

Akupunktur, naturheilkundliche Medikamente, Laserbehandlung, ja sogar das schmerzhafte Baunscheidtieren (das ist ein altes Verfahren zur Ausleitung von Giften über die Haut) und die Injektionen, die ich ihm leider verabreichen musste, nahm er alle hin, ohne zu klagen. Nur die nötige Abstinenz von allen tierischen Produkten bei rheumatisch entzündlichen Prozessen schien er so gar nicht mitmachen zu wollen.

Ich hatte irgendwo einmal etwas von »Gemüse im Glas« gehört, ich weiß nicht mehr, woher. Also machte ich der Mutter den Vorschlag, Tobias einerseits das Gemüse mit etwas Honig und ein paar Tropfen Essig versehen zu geben, andererseits die Süßigkeiten und Milchprodukte bis auf null zu reduzieren, so schnell es ginge. Tobias ließ sich auf den Handel ein, und dank der mütterlichen Konsequenz war Tobias schneller auf vegetarische Kost umgestellt, als ich erhoffen konnte.

Täglich brachte Tobias sein »Gigl« mit, wie wir es mittlerweile nannten. Er ließ sich von allen bestaunen, wie er seine Fortschritte machte, und er war glücklich mit einem Stück Brokkoli, Karotte oder Sellerie, manchmal mit, manchmal ohne Honig. Wenn er Abwechslung brauchte, bekam er Obst im Glas. Milchprodukte und Süßigkeiten waren passé. Irgendwann einmal rumpelte es dann heftig im Hausflur vor dem Praxiseingang. Ich schaute um die Ecke und erblickte einen blauen Kinderwagen, in ihm ein Fläschchen Tee und das berühmte Glas Gigl. Dahinter tauchte Tobias auf. Fluchend, er hatte wiederholt Bekanntschaft mit diesem widerspenstigen Türrahmen gemacht, der ihm nicht aus dem Weg zu gehen gedachte.

Tobi konnte wieder schmerzfrei gehen …

Nach der Behandlung telefonierte ich noch oft mit der Mutter. Die Rheumaklinik hatte während unserer gesamten Therapiezeit von sechs Wochen sämtliche Blut- und Entzündungswerte sowie auch die Augen und Gelenke von Tobias kontrolliert und bezeichnete es schon fast als ein Wunder, wie schnell sich die Werte vollkommen normalisiert hatten. Es ging Tobias tatsächlich mittlerweile so gut, dass ich alle Medikamente absetzen konnte.

Ein paar Monate später erreichte mich ein Anruf mit dem Hinweis, dass sich Tobias beim Fahrradfahren das Schlüsselbein gebrochen hatte. Zuerst stand ich etwas auf der Leitung, bis ich endlich doch begriff, was mir die Mutter soeben voller Freude mitgeteilt hatte. Der Junge, der vorher vor lauter Schmerzen noch nicht mal laufen konnte, war Fahrrad gefahren – da trat die Beeinträchtigung durch den Schlüsselbeinbruch weit in den Hintergrund!

»Gigl« ist ein Akronym für *Gemüse im Glas*. Blumenkohl, Brokkoli, Mais, Erbsen, Möhren, Bohnen – alles, was das Herz begehrt. Wenn man es gewohnt ist, je nach Sorte roh, ansonsten gedämpft und danach luftgetrocknet oder kurz in heißes Wasser gehalten, um in der Anfangsphase den Darm zu entlasten und sich langsam von weicher Kost auf etwas härtere umzustellen. Bei Bedarf mit Kräutern oder mit Obst kombiniert, als Dip ein kleines Gläschen Honig mit Apfelessig und Wasser verdünnt. Ihrer Phantasie sind keine Grenzen gesetzt, und Ihren Geschmacksnerven wird eine ganz neue Welt eröffnet. In der Schule, beim Autofahren, als Snack beim Fernsehen und auf der Reise.

Sollten Sie es auch noch hinkriegen, das alles weitgehend biologisch erzeugt zu beziehen oder selbst anzubauen, dann haben Sie einen großen Schritt Richtung Gesundheit getan. Kleine Anmerkung: Selbst Kinder, die nur noch »auf süß stehen«, können mittels »sauer« geschmacksmäßig wieder auf einen neutralen Kurs gebracht werden. Beispielsweise könnte man das Gemüse in Apfelessig einlegen und so lange leicht mit unterschiedlichen Honigdosierungen variieren, bis der Geschmack »süßsauer« angenommen wird.

Ein nicht zu überbietender Nebeneffekt dieser Snacks für Schüler und Studenten, den ich noch nicht erwähnt habe, ist: Der Kopf wird klarer, das Lernen fällt leichter, und die Abschlüsse, Zeugnisse … nun, lassen Sie sich ruhig überraschen, auch wenn es etwas Zeit benötigt, bis Mutter Natur alles wieder geordnet hat.

Es gibt ein sogenanntes EU-Schulobstprogramm, an dem beispielsweise im Schuljahr 2011/12 sieben Bundesländer teilnahmen (Baden-Württemberg, Bayern, Nordrhein-

Westfalen, Rheinland-Pfalz, Saarland, Sachsen-Anhalt und Thüringen). In den Lerneinrichtungen, die beim Programm mitmachen, bekommen die Kinder einmal oder mehrmals wöchentlich eine Extraportion Obst oder Gemüse, und es finden pädagogische Begleitmaßnahmen statt. Ziel dieser Maßnahme ist es, das Ernährungsverhalten der Kinder positiv zu beeinflussen. Ein Beispiel, das »Schule machen« sollte!

Gemüsebrühe selbst herstellen

Nicht nur bei Neurodermitis, sondern generell ist selbstgemachte Gemüsebrühe einfach gesünder und wohlschmeckender als die handelsübliche Fertig- oder Instantware. Wir verwenden davon gleich zwei Varianten im Haushalt, die getrocknete und pulverisierte sowie die portionsweise eingefrorene:

- *Gemüsebrühe getrocknet:* Nehmen Sie im wahrsten Sinne des Wortes querbeet alles an Gemüsen und frischen Kräutern, von denen Sie wissen, dass Sie sie problemlos vertragen (also zum Beispiel keine Paprika usw.). Schneiden Sie entweder alles klein oder nehmen Sie den Mixer zu Hilfe, verstreichen Sie anschließend die Masse dünn und locker auf ein Backblech, streuen Sie Meer- oder Schwarzsalz darüber und schieben Sie das Ganze für 2 bis 4 Stunden (je nach Menge) bei 120 Grad in den Ofen zum Trocknen. (In dem Fall lohnt es sich, auch schon mal eine größere Portion herzustellen.) Anschließend die getrockneten Zutaten entweder so, wie sie sind, in ein luftdichtes Glas geben oder erst noch im Mixer zerkleinern.

- *Gemüsebrühe flüssig:* Hier nimmt man wieder die Gemüsesorten, die man mag und verträgt, und kocht sie kleingeschnitten mit reichlich Wasser und ein wenig Salz auf. Danach Hitze reduzieren und für eine gute Stunde simmern lassen. Zum Schluss einmal entweder durch ein Sieb filtern oder, wenn man es etwas dickflüssiger möchte, einmal kurz mit dem Pürierstab durchgehen, die frischen Kräuter feingeschnitten hinzufügen und in Eiswürfelbehälter abfüllen. Nach dem Gefrieren können die »Gemüsebrühe-Portiönchen« problemlos in einem anderen Behälter aufbewahrt werden.

Mit beiden Varianten hat man immer schnell etwas zur Hand und kann sehr leicht auf die minderwertige Industrieware verzichten.

Es geht bei der Gemüsebrühe nicht so sehr darum, genügend Vitalstoffe zuzuführen, die man bei einer ausgewogenen Ernährung ohnehin erhält, es geht vor allem auch um den Geschmack. Das Wichtige beim Essen ist nämlich nicht allein der Inhalt, sondern ebenso die Freude daran. Trotzdem: Vorsicht ist gerade für den Neurodermitiker im Besonderen bei Tomaten und Paprika geboten! Und auch für alle weiteren Gemüsesorten gilt genauso wie für alles andere, was auf den Tisch kommt: Finger weg, wenn auch nur der Verdacht besteht, dass ein Lebensmittel unverträglich ist!

Hülsenfrüchte

Unter der Bezeichnung »Hülsenfrüchte« fasst die Botanik die Samen von mehr als 14000 Pflanzenarten zusammen, die keine Einzelfrüchte hervorbringen, sondern schmale Schoten, in denen mehrere, oft sogar zahlreiche Samen gleichzeitig heranreifen.

Es ist bekannt, dass fernöstliche Völker schon vor 8000 Jahren allerlei Hülsenfrüchte gegessen haben, und nach Funden oder Aufzeichnungen aus der westlichen Welt, die alle bis auf 4000 Jahre zurückdatierbar sind, gehören Bohnen, Erbsen und Linsen neben den Getreidearten zu den ältesten Pflanzen, die für die menschliche Ernährung kultiviert worden sind.

So befanden sich Puffbohnen, auch »dicke Bohnen«, »Sau-« oder »Speckbohnen« genannt, um etwa 2000 v. Chr. als Beigaben in ägyptischen Königsgräbern und gleichzeitig bei den Pfahlbauern der europäischen Jungsteinzeit am Bodensee. Dort und in den Balkanländern wurden zur selben Zeit Erbsen angebaut, und bei den Völkern des Mittelmeerraums gehörten Linsen zur täglichen Nahrung, wie zum Beispiel im Alten Testament berichtet wird: nämlich dass Jakob um ein Linsengericht seinem Bruder Esau das Recht der Erstgeburt abkaufte (Genesis 25, 27–34).

Bis in die jüngsten Phasen der Neuzeit müssen Hülsenfrüchte sehr beliebte Nahrungsmittel gewesen sein, denn anders sind ihre weltweite Verbreitung und die große Zahl offenbar gezüchteter Sorten nicht zu erklären. Erst in relativ neuerer Zeit geht der Verbrauch getrockneter Erbsen, Bohnen und Linsen beständig zurück. Statistischen Erhebungen zufolge werden gegenwärtig in Deutschland durchschnittlich pro Kopf und Jahr nur ein Kilo Hülsenfrüchte verzehrt.

Ernährungswissenschaftlich gesehen, ist das ausgesprochen bedauerlich, denn Hülsenfrüchte sind wertvolle Proteinlieferanten. Die Pflanzen, deren Samen sie sind, können nämlich den Luftstickstoff mit Hilfe von Knöllchenbakterien an ihren Wurzeln über eine Zwischenstufe, die aus lebenswichtigen Aminosäuren besteht, in Eiweiß umwandeln. 100 Gramm weiße Bohnen enthalten beispielsweise ebenso viel Eiweiß wie 100 Gramm mageres Kalb-, Rind- oder Schweinefleisch, zusätzlich aber etwa 50 Gramm Kohlenhydrate, die sämtlichen Fleischsorten fehlen.

Allen gemeinsam ist der verhältnismäßig hohe, jedoch unterschiedliche Gehalt an pflanzlichem Eiweiß und Kohlenhydraten in Form verschiedener Zuckerarten (Glukose, Fruktose) und einigen Vitaminen, deren Dosis während der Lagerung auf das Doppelte und Dreifache ansteigen kann, wenn die Samen zu keimen beginnen.

Die Schalen sind als Ballaststoffe willkommen, aber bei Patienten mit empfindlicher oder entzündlicher Darmschleimhaut wie bei Morbus Crohn oder Colitis ulcerosa nicht unbedenklich. Deshalb ist es bei im Vordergrund stehenden, aber auch begleitenden Darmirritationen empfehlenswert, auf die Schalen zu verzichten und geschälte Hülsenfrüchte in zerkleinertem Zustand zu verzehren, wobei vielerlei Küchenkräuter und Gewürze zu herzhaften Pürees beitragen können.

Zuweilen wird im Hinblick auf bestimmte Giftstoffe vor Hülsenfrüchten, speziell vor Bohnen, gewarnt. Gemeint ist ein giftig wirkender Eiweißbestandteil roher Bohnen (Phasin), der in den heute angebauten Sorten, wenn überhaupt, nur noch in unschädlichen Spuren vorkommt, die durch Kochen vollständig zerstört werden. Trotzdem ist es ratsam, das Kochwasser der Hülsenfrüchte stets wegzugießen, weil bei nichtbiologisch angebauten immerhin Rückstände von Düngemitteln und Pestiziden darin enthalten sein könnten. Vorsichtig einsetzen sollte man sie auch bei jeder Form von Verdauungsbeschwerden.

Ausgenommen Erbsen, sollten Hülsenfrüchte nicht in frisch gepflücktem Zustand gegessen werden.

Zwei köstliche vegetarische Brotaufstriche

Probieren Sie doch einmal den rein pflanzlichen Brotaufstrich »Mapfliba«:

1 Tasse Linsen
5 ungeschwefelte getrocknete Pflaumen
1 Tasse Wasser
1 Tasse Mandeln
2 reife Bananen
eventuell Zimt zum Nachwürzen

Linsen mit Pflaumen und einer guten Tasse Wasser köcheln lassen, bis die Linsen weich sind. In der Zwischenzeit Mandeln mahlen. Nach und nach alles in den Mixer geben oder von Hand pürieren. Wer es mag und verträgt, kann Zimt hinzufügen.

Das »Mapfliba« (der Name ist wiederum ein Akronym, gebildet aus den Anfangsbuchstaben der Zutaten) benötigt keine künstliche Süße und hält sich im Kühlschrank zehn Tage, bevor es sauer wird. Der Geschmack erinnert ein wenig an Nougat – mit dem Vorteil, um einiges gesünder zu sein. Köstlich schmeckt der Aufstrich auf Knäckebrot, aber auch einfach pur genossen.

Eine pikante Variante dazu ist das aus dem arabischen Raum kommende Hummus. Es wird mit Kichererbsen, Olivenöl, einer Prise Salz und, wer es mag, mit Knoblauch und / oder Zwiebeln hergestellt:

1 Tasse getrocknete Kichererbsen
2 bis 3 Knoblauchzehen auf Wunsch
1 kleine Schalotte auf Wunsch
2 bis 3 Esslöffel Olivenöl
1 Teelöffel Kreuzkümmel, im Mörser gemahlen
Salz

Kichererbsen über Nacht einweichen lassen, am nächsten Tag ohne Salz gar kochen (sie werden sonst hart). Pürieren und je nach Geschmack rohen oder gedünsteten Knoblauch und / oder Schalotte hinzufügen. Mit Olivenöl, Kümmel und Salz abschmecken – fertig.

Den Varianten sind keine Grenzen gesetzt, ob mit Kräutern oder Rosinen und Sesam, Apfel und Birne … Lassen Sie doch Ihre Kinder einmal herausfinden, was ihnen am besten schmeckt.

Die Kartoffel

Die Heimat der Kartoffel ist Peru. Um 1531 entdeckte sie der spanische Eroberer Pizarro auf seinen Feldzügen in den Hochanden als eines der Grundnahrungsmittel der indianischen Urbevölkerung. Die Inkas verstanden sich sogar auf das Herstellen einer Trockenkonserve, indem sie die Knollen einige Wochen lang tagsüber der prallen Sonne und nachts dem Hochgebirgsfrost aussetzten. So erzielten sie damals schon eine haltbare Dauerware, um die Zeit zwischen den Ernten zu überbrücken. Soldaten Pizarros brachten die ersten Kartoffelpflanzen um 1550 nach Sevilla, aber den Nährwert der Knollen erkannte zu der Zeit noch niemand. Man pflanzte die exotischen Stauden in Blumenbeete und hegte sie ihrer hübschen Blüten wegen.

Als sich aber herausstellte, dass die grünen Beerenfrüchte ungenießbar und sogar giftig waren, ließ das Interesse an den Fremdlingen massiv nach. Nur langsam, eher zufällig, gelangten doch einige Knollen über die Pyrenäen bis nach Burgund. Von dort aus sollen Wandermönche sie nach Italien gebracht und auch nördlich der Alpen als Mitbringsel bekannt gemacht haben.

Von Verbreitung im heutigen Sinne konnte jedoch damals noch keine Rede sein. Ähnlich wie in Spanien sah man auch dort die Kartoffel nicht als Nahrungsmittel an, sondern als seltene Zierpflanze. Erst im Dreißigjährigen Krieg (1618–1648) wurden die Hungersnöte in Deutschland zum Anlass, Kartoffeln als Volksnahrungsmittel einzuführen. In der Pfalz und im Vogtland entstanden die ersten Anbaugebiete, und Pfälzer Bauern nahmen Kartoffeln mit, als sie nach Brandenburg auswanderten, wo Preußenkönig Friedrich II.

(1712–1786) den Nahrungswert der Knollen erkannte und ihren Anbau von Staats wegen anordnete.

Noch heute gilt die Kartoffel in Deutschland – nach Milch und Brot – als wichtigstes Grundnahrungsmittel. Mehr als hundert Sorten werden hier jährlich angebaut, aber der Verbrauch pro Kopf und Jahr ist mit weiterhin fallender Tendenz auf 73 Kilo zurückgegangen. Das entspricht einem knappen Tagesverzehr von 200 Gramm, wovon etwa 40 Prozent auf Fertigprodukte wie Knabberchips und dergleichen Industrieerzeugnisse entfallen. Botanisch gehört die Kartoffel ebenso wie Tomate, Paprika, Aubergine, Tabak (!), Tollkirsche und viele andere zur weltweit verbreiteten Familie der Nachtschattengewächse. In dieser »Runde« ist sie jedoch die Einzige, die der Neurodermitiker nicht meiden sollte.

Obst

Alle Kernobstsorten stammen ursprünglich aus Zentralasien, wo ihre Wildformen schon im zweiten Jahrtausend vor unserer Zeitrechnung nach und nach in Kultur genommen wurden. Sie gelangten im Verlauf weiter Zeiträume, teils durch Einwanderungswellen in der mittleren Bronzezeit, über Kleinasien und den Kaukasus, teils auch erst nach der Zeitwende infolge der Perserkriege durch Alexander den Großen und schließlich durch die Römer nach Europa. Die heutige Sortenvielfalt beruht auf botanischer Forschung und der hochentwickelten Veredelungstechnik in Baumschulen, die sich darauf spezialisiert haben, durch gezieltes Kombinieren wünschenswerter Eigenschaften immer bessere und widerstandsfähigere Qualitäten zu züchten.

Ein Obstbauer im Bodenseegebiet erklärte mir, in Deutschland gäbe es etwa sechzehn Millionen Apfelbäume, wovon nur noch wenige als Hochstämme auf bäuerlichen Streuobstwiesen stehen oder verkehrsarme Landstraßen säumen. Was diese Bäume an Obst hervorbringen, wird heute kaum noch geerntet oder als Fallobst gesammelt, obwohl es sich in der Regel um Früchte handelt, die ungespritzt blieben und an ihren Standorten keine Rückstände von Kunstdünger enthalten.

Heute hingegen, wo in Obstplantagen dicht an dicht gepflanzte Monokulturen mit makellosen Erträgen dienen müssen, stellt die chemische Schädlingsbekämpfung im Hinblick auf Lebensmittelhygiene und Umweltschutz ein Problem dar, womit der Obstbau sich alljährlich immer wieder aufs Neue zu befassen hat.

Alle Chemikalien, gleichgültig, wo und auf welche Weise sie eingesetzt werden, haben außer den erwünschten Effekten auch massive Nebenwirkungen, die von Fall zu Fall verschieden ausfallen können. Was auf Blüten, Blättern und Zweigen versprüht wird und nicht sofort restlos verdunstet, fließt mit dem nächsten Regenguss zur Erde, versickert dort und beeinträchtigt das Wirken der unterirdisch angesiedelten Mikroorganismen, von deren gesunder Vielfalt die Güte des Bodens abhängt. Schließlich saugen Wurzeln die hochverdünnten Chemikalienrückstände auf, und so gelangt einiges, was von außen her auf Parasiten giftig wirken sollte, mit dem Säftestrom ins Innere des Pflanzenhaushalts. Wen wundert es da noch, dass auch Äpfel gelegentlich einen undefinierbaren Beigeschmack haben können?

Für den an Neurodermitis erkrankten Menschen bedeutet Obst essen häufig den Schlüssel zum Erfolg, aber nur wenn es biologisch angebaut wurde oder zumindest sehr gut gewaschen wird, sonst kann es sich unter Umständen auch ins Gegenteil verkehren. In unserer Praxis hatten wir immer reichlich Bioäpfel für Patienten und Mitarbeiter stehen. Ein befreundeter Demeter-Bauer belieferte uns über die ganze Saison zentnerweise mit herrlich duftenden und hocharomatischen Äpfeln unterschiedlicher Sorten. Ein wahrer Hochgenuss, beim Gedanken daran kann ich immer noch ins Schwelgen geraten.

Alle Steinobstarten (Kirschen, Pflaumen, Pfirsiche, Nektarinen, Aprikosen, Mangos und auch Mandeln) stammen von Wildformen ab, die schon Jahrhunderte vor unserer Zeitrechnung im Orient und in Kleinasien heimisch waren, obwohl ihre Urheimat viel weiter östlich, in Zentralchina, vermutet wird. Wie viele andere Pflanzen gelangten sie durch die Kriegszüge Alexander des Großen über Griechenland und den Kaukasus nach Europa, wo sie nach und nach in Kultur genommen und auf vielfältige Weise verändert worden sind.

Fangen wir mal mit den Süßmandeln an, die aufgrund ihrer gesundheitlichen Wirkung eine ganz hervorragende Zwischenmahlzeit sind. Mandeln sind die optimale Ernährung für den Knochenaufbau, und das nicht nur für Kinder bis zur Pubertät und ältere Menschen mit Osteoporose. Sie können noch viel mehr, gerade bei Neurodermitis. Sie unterstützen die Darmflora in ihrer Arbeit, sollten also unbedingt nach jeder nur wirklich notwendigen Antibiotikaeinnahme reichlich neben den erforderlichen Darmbakterien-Aufbaupräparaten (unter fachgerechter Anleitung) genommen werden, um einen schnelleren Aufbau der durcheinandergebrachten Darmflora zu begünstigen. In früheren Zeiten zählte man

Mandeln in der Mittelmeerregion zu den Grundnahrungs-
mitteln.

Wenn man mit Mandeln etwas »zaubern« möchte, bieten
sie in pürierter Form, auch »Mandelmus« genannt, eine gesunde Alternative zu den »normalen« Süßigkeiten. Mit ein
bisschen Phantasie lassen sich daraus ganz hervorragende
Nachspeisen, Brotaufstriche und dergleichen auf den Tisch
bringen. Auch Mandelmilch gibt es, eine wunderbare Alternative zur Kuhmilch. Richtig zubereitet, sind diese beiden
Mandelerzeugnisse eine Köstlichkeit.

Als besonders formenfreudig hat sich der Kirschbaum
erwiesen. Durch überkreuzendes Bestäuben und trickrei-
che Veredelungstechniken sind rund 300 Sorten entstanden,
die allesamt auf die immer noch vorhandenen Stammfor-
men zurückgehen, die süß schmeckende Vogel- und die
säuerliche Weichselkirsche.

Mit der Herkunft unserer Pflaumenbäume verhält es sich
vergleichbar mit den Kirschen. Wildformen, von denen sie
abstammen, sind heute noch in den orientalischen Ländern
und im Kaukasus anzutreffen. In der Kultur hat sich die
Pflaume in ähnlicher Weise wie die Kirsche als äußerst vari-
abel erwiesen. Ihre Besonderheit liegt darin, die Kunst des
Züchters mit Früchten zu belohnen, denen man die Ab-
kunft vom Pflaumenbaum erst auf den zweiten Blick an-
sieht. Bei Eierpflaumen, Mirabellen und Reneclauden, um
nur einige zu nennen, handelt es sich im Grunde um nichts
weiter als Varietäten der Pflaume, die durch Sortenkreu-
zung und veredelndes Züchten entstanden sind.

Als Spezialität gibt es einige Pflaumensorten, die weniger
zum Rohverzehr als zum Dörren bestimmt sind. Durch den
Trocknungsvorgang gewinnen sie bis zum Fünffachen ihres

ursprünglichen Gehalts an Fruchtzucker, und es wird in ihnen eine Eigenschaft aktiviert, die das menschliche Verdauungssystem anregt. Getrocknete Pflaumen wirken als mildes, völlig unschädliches Abführmittel, das in jedem Lebensalter unbedenklich empfohlen werden kann.

Vorsicht: Nach dem Verzehr von Steinfrüchten sollte man niemals Wasser trinken, denn sie gären sonst verstärkt auf dem Verdauungsweg, und dann ist es sicher besser, wenn sich die rettende Toilette in erreichbarer Nähe befindet. Die entstehenden Darmgase blähen gewaltig auf. Schmerzhafte Koliken sind dann noch ein vergleichsweise geringeres Übel, das einem bei der Wasser-Steinfrucht-Kombination passieren kann.

In den alten Zeugnissen tauchen Beerenfrüchte vor allem im Mittelalter in Kräuterbüchern auf, meist im Zusammenhang mit gesundheitlichen Empfehlungen aus der Volksheilkunde.

Beeren haben viel Vitamin C. Bei Neurodermitikern konnten wir immer wieder beobachten, dass übermäßig stark Vitamin-C-haltige Früchte beim Genuss eine Überschussreaktion auslösten, die in heftige, schwer zu bändigende Kratzattacken mündeten. (Ausnahmen bestätigten natürlich auch hier die Regel.) Bei Gemüse traf dies vor allem auch bei Paprika, Tomaten und Pfeffer zu. Bei dem ebenfalls stark Vitamin-C-haltigen Sauerkraut war dieser Effekt nicht zu beobachten. Vielleicht deswegen, weil Sauerkraut wie kein anderes Lebensmittel den Aufbau der Darmbakterien und damit der gesamten Darmflora unterstützt. Bei den folgenden Beerensorten haben wir ebenfalls keine nachteiligen Auswirkungen für Neurodermitiker entdeckt.

Die Brombeere ist mit wenigstens 300 wildwachsenden

Arten und einem Fünffachen an Unterarten über die ganze Erde verbreitet. Schon im klassischen Altertum wurden die aromatischen Früchte als Nahrungs- und Genussmittel, aber auch das Laub zur Teeverarbeitung gesammelt. Sie ist ein hervorragendes Mittel gegen Durchfall. Reaktionen hierauf sind selten, aber wie bei allem, was wir unserem Körper zuführen, nicht gänzlich ausgeschlossen.

Die Himbeere gedeiht als Wildling in den Wäldern der nördlichen Halbkugel. Mit etwa hundert Arten besiedelt sie überwiegend sonnige Waldränder, Lichtungen und Kahlschläge. Die wohlschmeckenden Beeren wurden schon in der Jungsteinzeit gesammelt, und seit dem Mittelalter befinden sich zahlreiche Sorten mit gutem Erfolg in Kultur. In der Volksheilkunde sind wasserverdünnte Himbeerlimonade und Himbeeressig, in dem ein Teil des Sirups mit zwei Teilen Weinessig vermischt ist, bei fiebrigen Erkrankungen als Durstlöscher heute noch gebräuchlich. Himbeeren wirken bei Verdauungsstörungen, Depressionen, und ihnen werden durch ihre sekundären Pflanzenstoffe bei Krebserkrankungen positive Wirkungen zugesprochen.

Die Heidel- oder Blaubeere ist ein bis etwa 50 Zentimeter hoch werdender, anspruchsloser Zwergstrauch, der in lichten Nadelwäldern, Heiden und Mooren Mittel- und Nordeuropas beheimatet ist. Heidelbeersträucher bedecken mancherorts den gesamten Waldboden. Die kleinen Beeren mit blauen, oft weiß bereiften Schalen und violettem Fruchtfleisch werden von Juli bis September reif. Sie färben Hände und Zähne intensiv dunkelblau. Ihre hauptsächliche Wirkung entfalten sie bei Durchfallerkrankungen. Äußerlich angewandt, helfen sie gegen Entzündungen und tragen zur Wundheilung bei.

Die Preiselbeere (Kronsbeere) bleibt im Wuchs etwas hinter der eng mit ihr verwandten Heidelbeere zurück. Die Volksmedizin schreibt ihr seit Olims Zeiten Heilkräfte zu, die sich auf Entzündungen der ableitenden Harnwege, des Nierenbeckens und der Blase beziehen. Preiselbeeren wird weiterhin Schutz vor Geschwüren nachgesagt, sie sind verdauungsfördernd und haben eine das Immunsystem unterstützende Wirkung. Frische, ungekochte Beeren oder der Saft von kaltgepressten, nichtkonzentrierten Preiselbeeren sind am besten geeignet. Ein bis zwei Gläser Preiselbeersaft am Tag über zwei Wochen getrunken, erhöhen den pH-Wert der Harnsäure in Richtung basisch (wichtig beim Säure-Basen-Ausgleich) und hemmen die Bildung von Nierensteinen.

Auch wenn hier das Hauptvitamin das Vitamin C ist, konnte ich keinerlei schubauslösende Reaktionen feststellen. Vielleicht wegen der extrem positiven Eigenart dieser Beere, E. coli im Darm zu fördern, ein Bakterium, das in dieser Form als »Polizei« der Darmbakterien bezeichnet wird. Auch die Vitamin-Mineralstoff-Kombination der Preiselbeere ist bei Neurodermitis günstig, sofern keine bereits bekannte Unverträglichkeit vorliegt. Sie enthält Eisen, Kalium, aber auch Vitamin A, Magnesium, Natrium, Phenole, Flavonoide und Pektin.

Oliven und Kerne

Mit gesunden »Zugaben« können Sie für eine abwechslungsreiche Kost sorgen. Viel zu sehr unterschätzt wird beispielsweise die Wirkung von Kernen, gekeimtem Gemüse wie Soja, Alfalfa, Brunnenkresse und vielen anderen Sorten.

Oder auch die von Mandeln, die dem Steinobst zugehörig sind.

Kürbiskerne sind ebenfalls sehr gesund. Die Herkunft des Kürbisses ist Nordamerika. In Europa wurde er zunächst verstärkt im Süden Österreichs angebaut, wo man seine ganz besonderen Wirkungsweisen schnell erkannte. Vor allem das Kürbiskernöl ist nicht nur wohlschmeckend (mit nussiger Note), sondern war und ist nach wie vor ein hervorragendes Vorbeuge- und Heilmittel bei Blasen- und Prostataproblemen. Aber auch bei Neurodermitis ist gerade bei Jugendlichen und Erwachsenen das Öl sehr heilsam, bei Kindern insbesondere dann, wenn gleichzeitig eine Verstopfung vorliegt. Neben den für den Stoffwechsel wertvollen Fettsäuren zeichnet sich das Öl durch die Vitamine E und A aus, die beide fettlöslich sind. Die Verdauung wird zusätzlich angeregt, und der Stoffwechsel wird normalisiert. Sehr zu empfehlen ist übrigens auch eine Kürbissuppe mit Ingwer und Knoblauch, die innerlich wärmt. Vor allem im Herbst und Winter sollte sie des Öfteren als Vorspeise oder auch als Hauptgericht auf dem Mittagstisch stehen, da sie dem Körper Energie verleiht und dabei leicht zu verdauen ist.

Besonders bei an Neurodermitis erkrankten Kindern sind Sesamkörner und bei Kleinkindern auch Sojasprossen und -milch aus biologischer Herkunft anzuraten. Nicht nur aufgrund der Vitamine, Koenzyme, Mineralien und Spurenelemente, sondern auch wegen der ganz besonderen Eigenart des Sojas, auf Gene eine positive Wirkung (in den ersten drei Lebensjahren) zu haben, übertrifft Sojamilch die Kuhmilch in vielfacher Hinsicht.

Sesam unterstützt den Aufbau von Knochen, erhöht die

Widerstandskraft gegen Infekte und unterstützt das einwandfreie Funktionieren unseres Immunsystems. Und er dient auch als willkommene Nahrung für unsere lebensnotwendigen Darmbakterien.

Sowohl die schwarze wie auch die grüne Olive sind aufgrund ihrer Zusammensetzung sehr gesund. Olivenöl zum Braten, für Gemüse oder Salate ist lange nicht so belastend für den Organismus wie die meisten anderen Fette. Die für den Neurodermitiker so wichtigen fettlöslichen Vitamine A und E sind natürlich auch hier enthalten. Man sagt diesen Früchten vom »Baum des Lebens« darüber hinaus eine krebsvorbeugende Wirkung nach. Vielleicht haben die Oliven ja, neben der normalerweise entspannteren Lebensweise der mediterranen Völker, auch etwas damit zu tun, warum diese Höchstwerte in Hinblick auf die Lebenserwartung erzielen.

Kleine Kraftpakete können dergestalt über den Tag verteilt werden, dass es Sonnenblumenkerne und Kürbiskernöl am Morgen gibt, Olivenöl, Sojamilch, -sprossen, Rosinen und Sesamkerne tagsüber und Sonnenblumenkerne am Abend – das tägliche Rahmenprogramm für kleine und große an Neurodermitis Erkrankte. Sonnenblumenkerne haben hochwertiges Eiweiß, sind sehr reich an Vitaminen, Mineralien und Spurenelementen. Wenn man Lebensmitteln Noten erteilte, gäbe es hierfür sicher eine Eins plus. Ich billige höchstens noch dem Brokkoli, der Avocado und der Kartoffel einen ähnlichen Stellenwert zu.

Vorsicht bei Nüssen!

Nüsse sind eine stets willkommene und wohlschmeckende Knabberei mit gesunden Inhaltsstoffen – es sei denn, man reagiert mit allergischen Erscheinungen darauf. Für davon Betroffene können Nüsse auch in feinsten Spuren schlimmstenfalls zur Todesfalle werden.

Überwiegend sind bei uns Hasel- und Walnüsse heimisch. Der jährliche Pro-Kopf-Verbrauch an Nüssen beträgt in Deutschland etwa vier bis fünf Kilogramm. Dabei sind zahlreiche industrielle Verarbeitungsformen wie Nussschokolade, Pralinen, Marzipan, Nougat, Speiseeis und vielerlei Erzeugnisse des Konditorgewerbes mitgezählt.

Ernährungsphysiologisch gehören Nüsse, die im botanischen Sinne ja Samen sind, zu den wertvollsten Nahrungsmitteln. Die meisten enthalten reichlich ungesättigte Fettsäuren in Form von Öl, leichtverdauliches Eiweiß, Mineralstoffe, Vitamine und Spurenelemente.

Erd-, Wal- und Haselnüsse gelten neben Schalentieren jedoch auch als die stärksten Allergieauslöser überhaupt. Generell ist für die Betroffenen erhöhte Vorsicht angesagt! Egal, was für ein Grad an Unverträglichkeit vorliegt, kann ich in solchen Fällen nur einen lebenslangen Verzicht empfehlen, da sich beim »Nussgenuss« im Extremfall eine lang anhaltende bzw. lebensgefährliche Überreaktion entwickeln kann. Die häufigsten Symptome sind ein starker Juckreiz im Mund, auf Zunge und Lippen sowie Atemnot. Weitere Reaktionen können sein: Nesselfieber, Augenlid- und Lippenschwellungen, Magen-Darm-Beschwerden wie Erbrechen, Durchfall und Krämpfe. Im schlimmsten Fall kommt es innerhalb kürzester Zeit zu einem Kreislaufzusammenbruch mit Bewusstlosigkeit und eventueller Todesfolge. Die Symptome oder Beschwerden können sich sofort oder verzögert sogar nach ein paar Stunden zeigen. Da eine Nussallergie häufig in Kombination mit anderen Allergien auftreten kann, sollte auch bei Neurodermitis aufgrund des erhöhten Sensibilitätsaufkommens eine mögliche starke Unverträglichkeit nicht ausgeschlossen werden.

Reis ernährt die Hälfte der Menschheit

Von mehr als 500 Millionen Tonnen Reis, die alljährlich weltweit geerntet werden, stammen 90 Prozent aus den Ländern des Fernen Ostens bzw. Südostasiens. Die restlichen zehn Prozent kommen etwa zur Hälfte aus Brasilien und den USA. Alle übrigen Länder, die Reis anbauen, erzeugen wesentlich geringere Mengen, die überwiegend dem Eigenbedarf dieser Länder dienen. Nur etwa vier Prozent der Welternte gelangen in den Handel und ein verschwindend geringer Teil davon auf den deutschen Markt. Im Durchschnitt verzehren wir bei fallender Tendenz pro Kopf und Jahr weniger als zwei Kilo Reis.

Es gibt viele Sorten, die nach der Ernte wie jedes andere Getreide gedroschen werden. Dabei behalten die Körner ihre Schalen (Spelzen). Nach einem Trocknungsprozess werden sie in den Reismühlen der Erzeugerländer maschinell entspelzt und kommen – noch ungeschält – als Braun- oder Naturreis in den Handel. Dort werden sie, gereinigt und verlesen, als Vollreis angeboten oder nach stufenweiser Bearbeitung meist abgepackt unter verschiedenen Namen auf den Markt gebracht.

Unter Vollreis ist das qualitativ unveränderte Naturprodukt zu verstehen, wie es überwiegend in Reformhäusern und Bioläden erhältlich ist. An jedem einzelnen Korn haftet noch der Keim und die unter der Außenhaut – dem sogenannten Silberhäutchen – befindliche Aleuronschicht[41] mit dem vollen Gehalt an Vitaminen, Mineralien, Spurenelementen und Ballaststoffen.

In einem Schleifprozess, aus dem polierter Reis (Weißreis) hervorgeht, werden der Keim, das Silberhäutchen und ein Teil der darunter befindlichen Aleuronschicht entfernt, so dass allein der stärkehaltige innere Teil des Korns zurückbleibt.

Den Bearbeitungsprozess übersteht nur knapp die Hälfte der Körner unversehrt. Bis zu einem Drittel des Gesamtgewichts muss als billiger Bruchreis ausgesondert werden, und der abgeschliffene Rest kommt nach Gewinnung des Keimöls als Kleie überwiegend der Viehwirtschaft zugute. Um den Anteil an Bruchreis zu vermindern, sind verschiedene Nassschleifverfahren entwickelt worden, bei denen kohlensaurer Kalk als Schleifhilfe dient.

Am besten hat sich das amerikanische Parboiling-Verfahren bewährt, wobei der Reis vor dem Polieren mit heißem Wasser und Dampfdruck eingeweicht wird. Dadurch vermindert sich einerseits der Anteil an Pestiziden und Schwermetallrückständen, andererseits wird ein Teil der in den äußeren Schichten des Korns vorhandenen Vitamine und Mineralstoffe auf diese Weise mobilisiert und ins Innere des Korns abgedrängt.

Aus naturheilkundlicher Sicht verdienen die Behandlungsverfahren des Reiskorns besondere Beachtung, denn in manchen Fällen sollte Reis als Heilmittel verordnet werden.

Patienten mit ungenügender Nierenfunktion, chronisch erhöhtem Blutdruck und Neigung zu Ödemen brauchen natriumarme Nahrung. Deshalb gewinnt Reis als natriumärmstes Getreide für diesen Personenkreis – zumindest zeitweilig – die Bedeutung eines Grundnahrungsmittels, das täglich verzehrt werden muss. Für die Ernährung des Neurodermitikers ist Reis ebenfalls unverzichtbar.

Meine Antwort auf die Frage, ob Rundkorn- oder Langkornreis zu bevorzugen sei, fällt unbedingt zugunsten langkörniger Sorten aus. Pro Person brauchen Sie normalerweise 50 Gramm, und wenn Sie die Körner über Nacht in kaltem Wasser vorweichen, benötigen Sie am nächsten Tag nur fünf Minuten, um den Reis gar zu kochen.

Reis kann auch trocken langsam mit Gewürzen wie zum Beispiel Kardamom und Koriander angeröstet und dann erst mit Wasser aufgegossen und gekocht werden.

Eier

Wenn eine Allergie gegen Eier besteht, muss alles, was mit diesen Hühnerprodukten hergestellt ist, konsequent gemieden werden. Viele Nudelsorten sowie die meisten Kekse und Backwaren sind davon betroffen. Selbstverständlich ist auch der selbstgebackene Sonntagskuchen tabu, sofern auch nur ein einziges Ei zum Teig gegeben wurde.

Ein Neurodermitispatient, dessen Symptome allein auf einer Allergie gegen Hühnereier beruhen, wird binnen kürzester Frist seine Ekzeme los, wenn er dieses Nahrungsmittel meidet. Allerdings beschert ihm der geringste Verstoß gegen das Verbot unweigerlich einen neuen Schub seiner

Krankheit. Und um nicht missverstanden zu werden: Nicht nur das gallertartige, flüssige Eiklar ist ein Allergen, sondern ebenso der Dotter.

Kaum eine andere Allergie erweist sich als so hartnäckig wie die gegen Hühnereier. Unser Organismus besitzt offenbar eine überaus empfindliche Antenne dafür, die niemals auszufallen scheint. Sogar das Berühren von Eierschalen kann dann im Extremfall allergische Reaktionen auslösen.

Beachten Sie auch, dass fast sämtliche Impfseren auf Hühnereiweiß basieren! Bei Säuglingen oder Kleinkindern sollte man Impfungen so weit wie vertretbar hinausschieben und sich auf die unbedingt notwendigen konzentrieren. Lassen Sie sich dabei von einem Kinderarzt beraten, der Impfungen nicht pauschal ablehnt, aber dennoch die Impfungen gegenüber notwendige Skepsis aufbringt und Für und Wider zum Wohl des Kindes abwägen kann. Mehr dazu in *Impfen Pro & Contra* von Martin Hirte (siehe Literaturverzeichnis). Pauschale Angstmacherei, wie sie beispielsweise von vielen unkritischen Befürwortern und finanziellen Nutznießern (dies oft in Personalunion) des Impfwesens betrieben wird, war noch nie ein guter Ratgeber. Die endgültige Entscheidung liegt aber auch hier letztlich immer bei Ihnen!

Fleisch

Obwohl sich die Schulmedizin außer bei Diabetikern selbst heute noch nur ziemlich unzulänglich mit Ernährungsfragen befasst, wird ärztlicherseits allgemein empfohlen, den Genuss von fetten Fleischsorten, womit in erster Linie Schweinefleisch gemeint ist, möglichst einzuschränken.

Aus dem üppigen Verzehr von Schweinefleisch ergeben sich nämlich, neben seinem Fettreichtum, noch ganz andere Gesundheitsprobleme. Das Futter der Tiere in einer Massentierhaltung ist zudem vielfach mit Schadstoffen belastet, die ins Fleisch übergehen, wo sie neben den Resten von Medikamenten, Antibiotika und Wachstumshormonen noch ihre Wirksamkeit entfalten können, wenn sie uns zum Essen serviert werden (siehe auch den Abschnitt »›Karnivoren‹ contra ›Vegetarier‹«).

Die Verträglichkeit solcher Nahrung ist individuell verschieden. Auch wer sich anscheinend wohl dabei fühlt, nimmt mit dem Verzehr von Schweinefleisch Substanzen auf, die unter dem Sammelbegriff »Sutoxine« (wir sprachen schon kurz davon) bei vielen nicht unbedingt sofort, sondern vielfach erst unter dem Einfluss von Jahreszeit, Klima und Umwelt ihre unerwünschten Wirkungen entfalten.

Es handelt sich dabei weiß Gott nicht nur um cholesterinbeladene Großmoleküle, die krankhafte Veränderungen der Arterien (Arteriosklerose) fördern. Nein, da gibt es noch das juckreizauslösende Gewebehormon Histamin, das für Nesselfieber (Urtikaria), Hautentzündungen bei Neurodermitis und Ekzeme verantwortlich ist. Und nicht zu vergessen vielerlei Imidazolkörper[42], die sowohl äußerliche wie innerliche Entzündungsprozesse wie Furunkel, Karbunkel, Blinddarm- und Gallenblasenprobleme einleiten. Hinzu kommen noch stark schwefelhaltige Schleimsubstanzen des Schweinefleischs, die das Aufquellen des menschlichen Bindegewebes bewirken und durch Einlagerung in den Muskeln und Sehnen für viele Beschwernisse des rheumatischen Formenkreises verantwortlich sind.

Außerdem sind sutoxische Fettsäuren und ein krebserzeugender Wirkstoff, der das Schwein im Alter von sechs Jahren an Krebs erkranken lässt, mit hoher Wahrscheinlichkeit auch bei der Entstehung bösartiger Neubildungen im menschlichen Organismus beteiligt. Zu diesen Themen sind bereits vielfältige Erkenntnisse veröffentlicht worden, aber da sie den wirtschaftlichen Interessen weiter Kreise der Agrarindustrie, des Fleischerhandwerks und einigen Sparten der Lebensmittelindustrie zuwiderlaufen, werden sie bei uns unverantwortlicherweise weitgehend totgeschwiegen, wie es über eine gewisse Zeit mit dem Rinderwahnsinn in Großbritannien ebenfalls geschah.

Wie heißt es doch in der Werbung so schön? »Fleisch ist ein Stück Lebenskraft« – fragt sich nur, welches Hormon, welche Antibiotika, welches Kortison, welches Kraftfutter oder sonstige Chemikalien damit gemeint sind.

Dass Fleisch ein ungesundes Nahrungsmittel ist, weiß man nicht erst seit unseren Tagen. Überzeugte Vegetarier gab es schon immer. Ein gesichertes historisches Zeugnis aus einem düsteren Kapitel unserer Geschichte kenne ich von meinem Vater, der im Nordafrika-Feldzug eingesetzt war. Er berichtete, die Truppen litten an schmerzhaften Geschwüren der Unterschenkel, sogenannten »tropischen Ulcera«, die einen längeren Lazarettaufenthalt, oft sogar den Rücktransport der Betroffenen nach Europa erforderten. Nachdem die damals üblichen Behandlungsmethoden versagt hatten, kam man auf den Gedanken, die Krankheit sei womöglich eine Folge der Ernährung. Die Einheimischen blieben nämlich ausnahmslos davon verschont. Versuchsweise stellte man die Truppenverpflegung auf die bei der islamischen Bevölkerung übliche schweinefleischfreie Nahrung um, und die Geschwüre wurden zusehends weniger, verschwanden sogar bei den meisten Betroffenen relativ schnell.

Wer regelmäßig Fleisch, Eier oder Milchprodukte zu sich nimmt, führt seinem Organismus ständig eine Überdosis Eiweiß zu. Die Fähigkeit des Körpers, an erster Stelle die der Leber, Eiweiß auszuscheiden, ist aber begrenzt, und die vermehrte Ausscheidung über den Urin überlastet die Nieren und damit zwangsläufig auch andere Organe wie die Haut. Deshalb ist der Verzehr dieser Produkte gerade für Neurodermitiker so heikel.

Wenn Essen lügt

Viele Erzeugnisse der Lebensmittelindustrie müssen erhitzt werden, bevor sie in den Handel kommen. Die Namen zerstörter Vitamine und wertlos gewordener Mineralstoffe, die ursprünglich nahrhafte Bestandteile gewesen sein können, tauchen auf den Verpackungen der Produkte oft listenweise wieder auf. Meistens handelt es sich dabei aber auch um nachträglich zugefügte leblose Chemikalien, die zwar dem Namen nach als identisch mit Vitaminen geführt werden, jedoch nichts mehr mit dem natürlichen Vorbild zu tun haben.

Da dies aber heutzutage in der Regel längst nicht mehr ausreicht, um den Kaufreiz ausreichend zu fördern, werden zur Geschmacksverstärkung im günstigsten Fall entweder konzentrierte Fruchtsäfte, Fruchtmus oder aber die billige Variante der künstlich hergestellten Aromen beigemischt.

Das Mischungsverhältnis ist gesetzlich geregelt. Bei Fruchtjoghurt zum Beispiel dürfen die beigefügten Substanzen nicht mehr als 30 Prozent der Füllmenge ausmachen. Andererseits muss aber Joghurt mit Früchten nur 6, mit Fruchtzubereitung nur 3,5 und mit Fruchtgeschmack noch nicht mal 3,5 Prozent an Frischfrucht enthalten, was bei einem handelsüblichen Becher von 150 Gramm Inhalt noch nicht mal einer mittelgroßen Erdbeere entspricht. Weil damit natürlich kein voller Erdbeergeschmack erzielt werden kann, wird zum Nutzen der chemischen Industrie mit künstlich hergestellten Aromen intensiv nachgeholfen, die selbstverständlich nicht nur keinen Nährwert haben, sondern auch als eifrige Allergieauslöser bekannt sind.

Viele Verbraucher wissen immer noch nicht, auf was für Gedanken die Lebensmittelchemiker kommen können, wenn es darum geht, ihnen etwas vorzugaukeln. Ein gängiges Produkt sind zum Beispiel ebenjene Erdbeer- oder Himbeerjoghurts, bei denen zuerst einmal rigoros alles, was unserem Körper von Vorteil hätte sein können, durch verschiedene Verfahren getötet worden ist – um dann durch Zusatz von chemischen Stoffen den Joghurt »veredelt« wie Phönix aus der Asche wiederauferstehen zu lassen. Das ist dann, um im Bild zu bleiben, aber ein Vogel aus Plastik.

So ziemlich jeder Joghurt mit natürlichem Erdbeer- oder Himbeergeschmack bekommt seine fruchtige Note von australischen Sägespänen, die unter Einfluss von Natronlauge und ein paar Chemikalien aus dem Reagenzglas unter dem Oberbegriff »natürliche Aromen« laufen. Da aber die australischen Sägespäne, die ja ein Produkt der Natur sind, in diesen Produktionsprozess mit eingehen, darf das gesamte Produkt unter dem Deckmantel »natürlich« geführt werden. Allein schon die Tatsache, dass die Weltproduktion von Erdbeeren noch nicht einmal den Bedarf der USA decken würde, sollte einem doch zu denken geben, oder?

Wie gesagt, das ist nur ein Beispiel. Das Prinzip wird auf alle möglichen anderen industriell hergestellten Lebensmittel angewandt, ob bei der Fertigsuppe oder dem Orangensaft mit Fruchtanteil, der dann auch nicht unbedingt von einer Orange stammen muss …

Ernährung gemäß den vier Jahreszeiten

Kombiniert man die Vier-Jahreszeiten- mit der Schwedler-Vollmer-Ernährung, hat man mit Sicherheit optimale Voraussetzungen für eine gesunde Lebensführung geschaffen. Zu den entsprechenden Zeiten wächst in der betreffenden Region nämlich genau das, was unser Körper dort aktuell besonders benötigt. Diese Balance hat sich im Verlauf der Evolution so ergeben.

Auch unter energetischen Gesichtspunkten lässt sich der Speiseplan sinnvoll den äußeren Gegebenheiten anpassen. Scharfe Gewürze regen zum Beispiel den Stoffwechsel an. Die Verbrennungsleistung wird gesteigert, und als Folge erhöht sich die Körpertemperatur. Sie scheinen somit die beste Medizin im *Winter* zu sein. Dazu sollte man aber auch wissen, was uns dabei nutzt oder schadet und – zum Beispiel – welche Gewürze eine wärmende Energie haben.

Die Traditionelle Chinesische Medizin (TCM) stammt natürlich nicht aus unseren Breitengraden, aber ihre Empfehlungen für die kalten Tage können auch wir beherzigen, sofern es keine Unverträglichkeiten der Produkte gibt. Da wäre zum Beispiel das Würzen mit Chili, Curry, Paprika, Ingwer, Pfeffer und Knoblauch. Wichtig ist aber genauso der Verzicht auf Lebensmittel mit kühlenden Eigenschaften, die dem Körper von der energetischen Qualität her Wärme entziehen, wie etwa Zitrusfrüchte und Salate. Da wir bei der Neurodermitis Chili, Curry, Paprika und Pfeffer meiden, konzentrieren wir uns mehr auf andere wärmende Lebensmittel.

Dazu zählen Getreidesorten wie Hirse und Buchweizen. Empfohlen werden Rind-, Lamm- und Hühnerfleisch und Suppen sowie Eintöpfe daraus. Auch Hülsenfrüchte gehören in der TCM zur Winterernährung, zum Beispiel Bohnen oder Linsen, ebenso Champignons, Kastanien und Koriander.

Neben den vielen Kohlarten sollten in der kalten Jahreszeit auch Äpfel, Kartoffeln, Karotten und viel Spinat gegessen werden. Naturhonig sollte ebenso auf der Liste der Hauptnahrungsmittel zu finden sein.

Wofür steht der Winter sonst noch? Er ist die Zeit der Verhüllung und des Verborgenen, der Besinnung und des In-sich-Gehens. Das empfänglichste Organ des Winters, die Nieren, sind der Sitz der angeborenen Konstitution und unserer Willenskraft. Die Nieren sind auch gerade in Hinblick auf die Neurodermitis ein wichtiges Organ! Je mehr Gifte sie ausscheiden, desto weniger muss die Haut ausbügeln! Daher sollten Sie viel trinken, im Winter am besten Warmes (zwei bis drei Liter).

Wenn unsere Nieren sprechen könnten, würden sie sich oft sehr lautstark melden wegen des vielen Kochsalzes, mit dem sie sich abplagen müssen. Vergessen wir nicht, je mehr wir die Nieren mit Salzausscheidung belasten, desto weniger können sie sich mit der Ausscheidung harnpflichtiger Substanzen beschäftigen. Ihre normale Kapazität ist begrenzt. Gerade darin liegt ja der Sinn einer salzfreien Diät, dass man den Nieren die Gelegenheit verschafft, andere harnpflichtige Stoffe zur Ausscheidung zu bringen.

Salzarm leben bedeutet in jedem Fall, die Nieren zu entlasten. Deshalb würzen Sie besser mit frischen, wenn's nicht anders geht, auch mit getrockneten Küchenkräutern, und Ihre Nieren werden es Ihnen mit guter Leistung danken.

Im *Frühling* erwachen die Lebensenergien aufs Neue. Die Leber ist das korrespondierende Organ hierzu. Sie dient vor allem auch der Regeneration, der Zellerneuerung. Der Frühling ist somit am besten für Gesundheitskuren aller Art geeignet. Jede therapeutische Maßnahme potenziert sich um ein Vielfaches. Darin sind sich die meisten Kulturen und auch viele Religionen einig. Die ungeheure Kraft und Kreativität dieser Jahreszeit lassen sich erleben, wenn es millionenfach in der Natur um uns herum grünt und blüht.

Leberkuren gelingen also besonders gut im Frühjahr. Das Organ entfaltet seine größte Aktivität nachts zwischen 1.00 und 3.00 Uhr. Viele Menschen leiden unter Durchschlafstörungen aufgrund einer Leberschwäche. Sie wachen in ebenjener Zeit, nachts zwischen 1.00 und 3.00 Uhr, auf. Hier hilft dann kein Schlaf-, sondern wahrscheinlich eher ein Lebermittel wie Legalon (Mariendistelextrakt) und die Frage »Was habe ich wann am Abend gegessen?«, der dann natürlich Konsequenzen folgen müssen, um solche Störungen künftig zu vermeiden. Eventuell war es etwas Schwerverdauliches wie Ölsardinen, Fettes, Hartkäse, Gebratenes, Geräuchertes (vielleicht kam auch noch Alkohol im Übermaß dazu), zu viel Joghurt, Fleisch oder Fisch, auch der beliebte Salatteller, nach 19.00 Uhr genossen, bereitet der Leber und dem Darm »Dauerstress«.

Ist die Leber geschwächt, kann sie die von ihr geforderten Leistungen jedoch nicht erbringen, was natürlich auch schwächende Auswirkungen auf alle anderen Organe hat. Tritt zum Beispiel im Frühling verstärkt die Neurodermitis auf oder sind ihre Symptome in diesem Zeitraum das erste Mal erschienen, ist sie ohne eine zusätzliche Behandlung der Leber kaum heilbar.

Toxine, hierzu zähle ich Umweltgifte, Arzneimittel, Alkohol, Nikotin, Kaffee und andere, überfordern in erster Linie die Entgiftungskraft der Leber. Leberstörungen sind über Laborwerte schwer fassbar, weil die gesunden Leberzellen für die mangelhafte Funktion der geschwächten oder kranken Leberzellen einspringen und durch erhöhte Funktion die Arbeit der kranken Leberzellen kompensieren. Erst bei einer etwa 70-prozentigen Leberstörung zeigt sich die Problematik auch im Blutbild.

Bei bestimmten Leberleiden gelangen zu viele Gallensäuren ins Blut und lösen das für die Neurodermitis so typische Hautjucken aus, und das wird dann manchmal fälschlicherweise auch als Neurodermitis diagnostiziert.

Eine typische Gelbfärbung der Haut kann hierbei sogar fehlen. Gestörte Funktionen von Bauchspeicheldrüse und Leber können ein Zuviel an Darmgiften erzeugen, was wiederum die Leber ausbaden muss. Die mit der Zeit immer stärker werdende Überforderung schwächt und schädigt die Leber immer weiter. Es ist ein Teufelskreis.

Es müssen allerdings keine Schlafprobleme sein, mit denen die Leber anzeigt, dass sie stark überlastet ist. Sie kann sich ebenso gut dadurch äußern, dass man ständig unruhig, zappelig oder unkonzentriert ist. Auch Hauterscheinungen gibt es nun viele, mal mit mehr und mal mit weniger Juckreiz, und noch so manches mehr.

Im Frühling sollten für unsere Zwecke vor allem Löwenzahn, Arnika, Brennnessel, Schachtelhalm, Schafgarbe, aber auch andere passende Kräuter als Tee verwendet werden. Mariendistelextrakt (besagtes Legalon) kann zur Vorsorge, aber vor allem auch direkt bei Leberproblemen genommen werden (dann in jedem Fall!).

Daneben stärkt intensives logisches Denken die Leber besonders! Ärger und Stress lassen, wie wir ja wissen, die »Galle überlaufen«, und das wiederum kann zu »unbestimmten« Oberbauchbeschwerden führen. Bei der Leber wirken schlimmer noch Wut und Zorn auf ihre Funktionen ein.

Neid oder Geiz hingegen, so sagt man, halten die Galle zurück. Sie wird dann nicht direkt über den Darm ausgeleitet, sondern gelangt in den Blutkreislauf, und der Betroffene wird dann »gelb vor Neid«. Die Vermehrung von Gallensäuren im Blut kann auch oft die unerklärliche Ursache von Hautjucken oder Hauterkrankungen im Alter sein. Manch ein Patient wurde aus diesen Gründen schon fälschlicherweise als Neurodermitiker diagnostiziert.

Die Galle folgt als Organ der Leber nach, ist eigentlich ihr »Mülleimer«, wenn man von ihrer Rolle bei der Fettverdauung einmal absieht. Daher treten Gallenblasenleiden meist mit Leberveränderungen zusammen in Kombination auf.

Der Frühling ist auch die Zeit der Wiederentdeckung. Die richtige Zeit, seine Kreativität wiederaufleben zu lassen und schlummernde Potenziale zu wecken. Ich habe es immer wieder erlebt, wie nachhaltig Depressionen bei Patienten verschwinden, wenn Darm und/oder Leber entgiftet werden (der Darm deswegen, weil die Leber die Gifte vom Darm bekommt und ihrer irgendwann einmal nicht mehr

»Herr« wird). Spätestens hier sollte einem auch die alles überragende Rolle von gesunder, wenig giftstoffbelasteter Kost klar werden und die Tatsache, wie wichtig es nicht nur für an Neurodermitis Erkrankte ist, sich etwas kritischer mit seiner Ernährung auseinanderzusetzen.

Im *Sommer* entfalten Herz, Dünndarm und das Blut ihre größte Aktivität. Prinzipiell schlägt das Herz nun schneller als zu den anderen Jahreszeiten. Es muss mehr leisten und entwickelt entsprechend Aktivität.

Ist es jedoch geschwächt, hat man sich durch die gesteigerte Anstrengung im Sommer schneller »verausgabt«, und es treten vermehrt Herz- und Kreislaufstörungen auf. Von 12.00 bis 14.00 Uhr ist die höchste Aktivitätszeit des Herzens. Mittagsmüdigkeit deutet auf verborgene Herz- und Kreislaufschwäche hin. Bewegungsmangel, Fehlernährung, Ärger, Alkohol, Nikotin sowie Hektik und Stress fördern Herzbeschwerden.

»Rot ist die Farbe des Herzens und des Dünndarms«, sagen die Chinesen. »Rot ist die Liebe« heißt es bei uns. Das rote Herz gilt als Symbol der Liebe. Innere Heiterkeit und Selbstbewusstsein stärken das Herz. Im Sommer ernten wir besonders viel Obst und Gemüse mit roten Farben.

Grüne Nahrungsmittel stärken wegen ihres Magnesiumgehalts das Herz. Essen Sie täglich eine Handvoll Sonnenblumenkerne. Unser größter Magnesiumlieferant in der Nahrung hilft auch häufig bei Schlafstörungen. In dem Fall sollten Sie die Kerne kurz vor dem Schlafengehen verzehren. Bei hyperaktiven Kindern können Sie sie über den Tag verteilt geben.

Den Sommer bezeichnet man auch als Zeit der Reifemonate. Man ist berauscht von der Schönheit und Üppigkeit der Natur. Trotzdem gilt es, auch im Geist Ruhe zu bewahren. Der Sommer ist die beste Zeit, unser Bewusstsein, Denkvermögen und damit nicht zuletzt auch unsere Persönlichkeit herauszubilden.

Im *Herbst* entfalten die Lunge und vor allem auch der Dickdarm ihre maximale Aktivität. Gibt es in dieser Zeit vermehrt Ekzeme, sollte man in jedem Fall an eine Darmsanierung denken. Auch Asthma bessert sich durch eine konsequente Darmsanierung mit Symbioselenkung im Zeitraum Herbst (siehe den Abschnitt »Darmflora und Symbioselenkung«). Bei allen Erkrankungen, die verstärkt im Herbst ausbrechen, sollten in jedem Fall die Lungen- sowie die Dickdarmfunktion, wenn man ihn verträgt, mit Ingwer gestärkt werden.

Die maximale Energie der Lunge entfaltet sich morgens zwischen 3.00 und 5.00 Uhr früh, die des Darms zwischen 5.00 und 7.00 Uhr.

Bei allen Zeichen einer Erkältung oder einer Bronchitis sind schleimbildende Nahrungsmittel wie Mehl-, Milch und Milchprodukte zu meiden, zumindest aber bis zur Gesundung wegzulassen. Die Verschleimung nimmt dann viel schneller ab.

Trinken Sie vor allem warme Tees mit Honig oder heiße Tees mit Ingwer und Stevia.

Darmprobleme können durch vieles entstehen, dazu gehören auch vitalstoffarme Ernährung, unregelmäßige Essenszeiten, hastiges Essen ohne ausreichendes Kauen, Ärger und Ängste, aber auch die Medikamenteneinnahme oder der Schlaf in Störzonen wie über Wasseradern, im Umkreis von Strommasten oder Mobilfunksendern. Der Dickdarm entfaltet seine maximale Zeit morgens zwischen 5.00 und

7.00 Uhr, und in diesem Zeitabschnitt haben auch die meisten Menschen ihre Stuhlentleerung oder eben ihre Schwierigkeiten damit.

Der Herbst steht für die Zeit der Klärung und der Klarheit. Hier ist der beste Zeitraum, seine Disziplin zu fördern, um den Winter und das nachfolgende Jahr möglichst besser zu meistern als das vorhergehende. Wir achten darauf, die Heiterkeit des Sommers intensiv weiterzupflegen und vor allem den Körper auf den bevorstehenden Winter vorzubereiten

Unsere Umwelt

Neurodermitis und Umwelteinflüsse

Unsere Umwelt ist alles, was uns umgibt und in Wechselwirkung von uns gestaltet wird und wiederum uns beeinflusst. Die Evidenz dieser Feststellung bedarf, so sollte man meinen, eigentlich keiner weiteren Erklärung. Doch wenn wir uns einmal verdeutlichen, was an positiven und vor allem negativen Faktoren auf uns einströmt und uns im wahrsten Sinne des Wortes berührt, werden wir erkennen, dass unsere Umwelt ein wesentlicher und vor allem nicht ausschließbarer Teil unseres Lebens ist, den wir eigentlich nicht – aus welchen Gründen auch immer – unnötig bzw. über Gebühr strapazieren dürften. Die Realität ist aber eine andere (siehe zum Beispiel auch den Abschnitt »Die Aluminium- und Schwermetallbelastung« im Anhang).

»Wir leben schließlich nicht auf einer einsamen Insel«, sagen wir vielleicht, wenn wir mit den Problemen wie etwa Wasserverschmutzung, Energieverschwendung, Waldsterben, globaler Erderwärmung, Müllbergen, Ozonbelastung usw. konfrontiert werden. Damit relativieren wir unsere Verantwortung oder drücken unsere vermeintliche Machtlosigkeit angesichts eines Systems aus, das zu beeinflussen wir uns nicht imstande sehen oder vielleicht auch nicht sehen möchten. Wir können nicht – und im Grunde wollen wir auch nicht – zurück zur »Steinzeit«, in der es Umweltprobleme in dieser Form nicht gab.

Was unsere Energieverschwendung anbelangt, sind wir mit lautstarken Klagen und allgemeinen Forderungen nach Energieeinsparung schnell bei der Hand. Doch auch hier sind das oft nur Lippenbekenntnisse. Denn Hand aufs Herz: Wer will denn schon auf die Bequemlichkeiten des elektrischen Stroms verzichten? Auf die vielen praktischen Helfer, die uns im Haushalt die Arbeit erleichtern oder sogar abnehmen?

Dennoch kann man einiges tun, indem man in seinem eigenen Umfeld anfängt. Die meiste Energie spart man beispielsweise immer noch, wenn man auf die Benutzung der Geräte so weit wie möglich – und wenn sinnvoll – verzichtet. Auch eine Energiesparlampe verbraucht erst dann überhaupt keinen Strom, wenn sie ausgeschaltet ist. Und im Hinblick auf eine lebenswertere Umwelt sollten wir uns vor jeder Benutzung, eigentlich schon vor jeder Anschaffung eines elektrischen Gerätes fragen: Brauche ich es wirklich?

Ach ja, und was die angenehme Umgebungstemperatur betrifft, so sind wir auch hier reichlich verwöhnt: Statt einen Pullover oder eine Jacke überzuziehen oder uns zu bewegen, schalten wir lieber die Heizung ein, wenn's mal ein wenig kühler ist. Egal, ob wir nun mit Kohle, Gas, Strom oder Öl heizen, wir verbrauchen damit wertvolle, unersetzbare Rohstoffe und belasten unsere Umwelt. Unserem körpereigenen Abwehrsystem tun wir mit immer gleichmäßigen Temperaturen ebenfalls einen Bärendienst; denn wir sind alles andere als »abgehärtet«, sind anfällig für banale Erkältungskrankheiten, und schon leichte körperliche Arbeit ermüdet uns bis zur Erschöpfung. Ja, wir sind »Warmduscher« – im engeren wie im weiteren Sinne.

Wie gesagt: Die Chancen zur Veränderung liegen in uns selbst! Statt uns ohnmächtig zu fühlen und in Apathie den ganzen Wahnsinn noch zu beschleunigen, können wir in unserem Umfeld ökologisch sinnvoll leben und uns zur Bewältigung der größeren Aufgaben organisieren. Welche Möglichkeiten es in Ihrer Nähe gibt, finden Sie sicher schnell heraus, wenn Sie sich ein wenig darum bemühen.

Das Sprichwort »Kleinvieh macht auch Mist« bewahrheitet sich im positiven Sinne dann auch hier. Denn jeder Einzelne kann in seinem Bereich Verantwortung übernehmen und dazu beitragen, unsere Umwelt für zukünftige Generationen wieder lebenswerter zu machen. Eigentlich funktioniert es nur auf diese Weise.

Am direktesten durch Umwelteinflüsse betroffen sind Neurodermitiker zum Beispiel durch diverse Chemikalien. Deren Vorkommen kann man vor allem im persönlichen Bereich erheblich reduzieren, wenn nicht sogar völlig ausschließen, indem man sich bei der Auswahl der Produkte für den eigenen Bedarf bewusst verhält und sich für möglichst natürliche respektive unbedenkliche Produkte entscheidet, die auch im gesamten Herstellungsprozess eine positive Ökobilanz aufweisen.

Schwieriger bis problematisch ist es, wenn man sich in Umgebungen aufhalten muss – berufsbedingt zum Beispiel –, die schädlich für die eigene Gesundheit sind. Wenn diese Bedingungen Folge von Regelverstößen sind, gibt es hinreichend Möglichkeiten, etwas dagegen zu unternehmen. Falls die Bemühungen jedoch aus welchem Grund auch immer als nicht aussichtsreich einzuschätzen sind, gilt es im Zweifelsfall immer, die eigene Gesundheit zu schützen und, wenn nötig, ein neues Betätigungsfeld zu suchen. Das braucht Sie dann ja nicht daran zu hindern, von einer anderen Stelle aus etwas zur Verbesserung der Umstände beizutragen.

Die Reizüberflutung der Sinne

Doch nicht nur die Umweltverschmutzung und die Energieverschwendung verseuchen auf überwiegend chemischem Wege unsere Umwelt. Sämtliche Sinne des Menschen sind belastet, ja häufig schon weit überlastet. Ob Riechen, Sehen, Hören, Fühlen oder Schmecken: Alles unterliegt einem wahren Trommelfeuer an Reizen, denen die meisten nicht oder kaum noch ausweichen können. Wir fühlen uns zuweilen überfordert, und auf mehr oder weniger subtile Weise beeinträchtigt diese Reizüberflutung auf dem psychosomatischen Wege unsere Gesundheit. Nicht selten findet eine so entstehende Dysbalance Ausdruck in neurodermitischen Symptomen, die auf der Haut als Bühne zum Ausdruck eines grundlegenden Problems auftreten.

Wir können uns Nase und Ohren zwar kurzfristig zuhalten, aber die auf uns eindringenden Sinnesempfindungen im Grunde auf Dauer nicht ausschalten. Auf unser *Hörorgan* strömen nicht nur gelegentlich die Worte von Gesprächen ein, nein, wir werden mehr oder weniger ständig mit Geräuschen jeder Art geradezu belästigt. Sei es allgegenwärtiger Verkehrslärm, seichte Berieselungsmusik beim Einkaufen, die unser Konsumverhalten beeinflussen soll, die »Zwangsbeglückung« durch laute Musik unseres Nachbarn, die nicht unserem Geschmack entspricht, das Rattern und Brummen elektronischer Geräte am Arbeitsplatz tönt ständig in unserem Umfeld und auf uns ein. Stets und ständig sind unsere Ohren einem Lärmpegel ausgesetzt, den wir – weil wir schon so daran gewöhnt sind – manchmal gar nicht mehr wahrnehmen. Wir hören scheinbar selektiv und »schalten ab«, ohne es aber in Wahrheit wirklich zu können.

»Musik wird störend oft empfunden, dieweil sie mit Geräusch verbunden«, heißt es schon bei Wilhelm Busch. Und diese ständigen Lärmreize bedeuten Stress und Belastung für unser Immunsystem und auch für unseren Hormonspiegel, selbst wenn wir nicht »aktiv« hören. Lärm bewirkt, dass vermehrt Adrenalin ausgeschüttet wird. Adrenalin, das »Flucht-oder-Kampf-Hormon«, kann man manchmal an körperlichen Reaktionen direkt erkennen: Der Puls geht schneller, die Muskeln spannen an, die Menschen sind in Alarmbereitschaft, wirken ängstlich und gehetzt. Unser Körper ist dann bereit, zu fliehen oder sich der (vermeintlichen) Gefahr zu stellen. Beides ist ihm aber oft nicht möglich, weswegen er in Stress gerät und ein Durcheinander im Hormonsystem mit möglichen weiteren Fehlreaktionen und Unregelmäßigkeiten im Immunsystem entsteht. Dies alles geschieht ohne Zutun unseres Verstandes, also unterbewusst.

Die *Augen* sind für die meisten Menschen das wohl wichtigste Sinnesorgan. Blind zu sein ist in unserer stark auf optische Eindrücke abgestellten Welt eine massive Behinderung.

Schon physiologisch, also rein körperlich, hat die Natur der Empfindlichkeit des Auges Rechnung getragen. Im Gegensatz zu Nase und Ohren können wir die Augen aktiv schließen und sie somit auch vor »reizenden« Stoffen wie Dämpfen, Staub, Rauch oder auch nur Wind schützen.

Wie sehr sie einen ganz besonderen Schutz brauchen, sieht man auch daran, dass sie in den Augenhöhlen des Kopfes liegen, also von harten Knochen umgeben sind.

Doch unser modernes Umfeld ist so ausgelegt, dass es recht leichtfertig mit diesem wichtigen Sinnesorgan umgeht.

Zwar könnten wir die Augen schließen, doch erfordert unser hektischer Alltag fast in jedem »Augenblick« wache Aufmerksamkeit und volle Konzentration. Denken Sie nur einmal ans Autofahren. Hier lediglich für wenige Sekunden die Augen zu schließen – was bei übermüdeten Fahrern durchaus vorkommt (Sekundenschlaf) – hat leider meist katastrophale Folgen. Das Gleiche gilt für die Arbeit an Maschinen.

Ob nun im Berufsleben oder in der Freizeit: Ohne hinreichend sehen zu können, sind wir in vielen Bereichen auf fremde Hilfe angewiesen.

Doch ähnlich wie beim selektiven Hören sind auch bewusstes Sehen und das Wahrnehmen am Rande zweierlei. Unser Auge sieht nicht nur das, worauf wir uns ganz bewusst konzentrieren. So richten wir den Blick beim Autofahren, insbesondere bei hoher Geschwindigkeit, idealerweise voll auf die Fahrbahn. Die vorbeiflitzende Landschaft, die überholten und entgegenkommenden Verkehrsteilnehmer, Brücken, Abzweigungen und Verkehrsschilder werden zwar gesehen, aber ohne dass uns dies deutlich bewusst wird. So können wir die Farbe des vorausgefahrenen Autos oder sein Nummernschild bereits wenige Sekunden nach dem Überholen nicht mehr exakt benennen. Wir »schauen darüber hinweg«. Unser Gehirn vollbringt die unglaubliche Leistung, Wichtiges von im Moment Unwichtigem zu trennen. Doch ist es noch längst nicht bis ins Letzte erforscht, inwieweit die weniger wichtigen Eindrücke nicht doch gespeichert und bei welcher Gelegenheit vom Gehirn wieder freigegeben werden.

Damit überhaupt der Eindruck »sehen« entstehen kann, ist es notwendig, dass Licht auf die Netzhaut des Auges fällt, das heißt, in völliger Dunkelheit sehen wir nichts.

Licht besteht aus unterschiedlichen Wellenlängen, manchmal erscheint es uns als »kalt«, dann tendiert es im Spektrum eher in Richtung Ultraviolett. Wenn wir das Licht als »warm« bezeichnen, hat es mehr Rotanteile. Diese Eigenschaften haben aber nichts mit der echten Temperatur des Lichts zu tun, sie drücken viel eher unsere Gefühle und Empfindungen aus.

Wir sind darüber hinaus Lichtreizen ausgesetzt, die sich zusätzlich bewegen, also blinken, flattern, aufleuchten und wieder verschwinden. Immer bunter und greller, immer auffälliger und mit immer neuen Gags versehen, müssen die Lichtreize heute anscheinend extrem sein, damit sie unsere Aufmerksamkeit erregen.

Nicht zu vergessen ist auch der Einfluss der vielen elektronischen Geräte auf unser Sehen im Alltag. Im Berufsleben ist es heute schon fast eine Selbstverständlichkeit, einen PC am Arbeitsplatz zu haben. Die flimmernden Bilder auf dem Bildschirm ermüden unsere Augen aber viel schneller, als wenn wir ein Bild oder eine natürliche Landschaft betrachten. Denn die Formen, Farben und Schriften auf dem Bildschirm setzen sich aus einzelnen, winzigen Punkten und Zeilen zusammen, die unser Auge als Bilder »zusammenfasst«. Dennoch ergeben sich feinste Verzerrungen, die ein unruhig flimmerndes Bild erscheinen lassen. Jeder, der mehrere Stunden am Bildschirm arbeitet, weiß, wie ermüdend und belastend dies sein kann.

Umso unverständlicher ist es, dass sich viele Menschen in ihrer Freizeit freiwillig dieser Belastung aussetzen und stundenlang fernsehen oder am Computer mit wenig sinnvollen Spielen ihre Lebenszeit verschwenden.

Wie bei allen überhöhten Sinnesbelastungen führt auch

optischer Dauerstress früher oder später zu Reaktionen. Manche klagen über Kopfschmerzen oder Unwohlsein, ja sogar über Übelkeit, sind gereizt oder schlecht gelaunt. Andere wiederum sind anfälliger für banale Erkältungskrankheiten, und auch beim Neurodermitiker können sich die Hautreaktionen verschlechtern, weil eben die Summe dessen, was uns belastet, zur Überforderung des Immunsystems führen kann.

Der »blaue Blick«

In den neunziger Jahren erhielt ich Besuch von einem jungen Mann, der mit den typischen Anzeichen eines an Neurodermitis Erkrankten vorstellig wurde: doppelte Lidfalte, schlank, pelzmützenartiger Haaransatz, hellbraune Haare, blaue Augen. (Vor allem die Haarfarbe und die Augenfarbe variieren bei Neurodermitikern häufig.) Die Hauterscheinungen wies er fast nur im Gesicht auf: Rötungen verstärkt an Hals, Wangen und Stirn mit starkem, schubweise auftretendem Juckreiz, vor allem des Nachts.

So weit schien nichts Ungewöhnliches dabei zu sein, bis er nach Aufnahme seiner Daten zu sprechen begann: »Ich weiß auch, woher meine Neurodermitis kommt«, sprach der Patient, nennen wir ihn »Fritz«.

Ich zog meine Augenbraue hoch, während Fritz einen blauen Zettel aus seiner Tasche zog und auf diesen Zettel, etwa im DIN-A5-Format, zu stieren begann. Sein Gesicht wurde röter, und ich konnte beobachten, dass er vermehrt an seinen Handgelenken zu kratzen begann. Dann, nach ein, zwei Minuten, schob er das Papier wieder in seine Tasche zurück.

»Beobachten Sie bitte mein Gesicht«, war seine einzige Äußerung.

Ich bemerkte einen langsamen Zurückgang seiner Hautreaktionen und muss verdutzt dreingeblickt haben, denn er meinte: »So gucken alle, denen ich das vorführe. Einer meinte sogar, ich solle mit der Nummer im Zirkus auftreten. So weit will ich es aber nicht kommen lassen. Können Sie mir helfen?«

Ich hatte bereits die kuriosesten Auslösefaktoren entdeckt, die Neurodermitis in Gang brachten: Impfungen, verdorbene oder falsche Nahrung, Vitamin C in einem Puddingpulver, die Antibabypille. Und ich dachte schon, es gäbe keine Steigerung mehr ... dennoch erlebt man immer wieder Überraschungen!

Ach ja, der junge Mann wurde erfolgreich über Hypnose behandelt.

Ich habe Ihnen diesen Fall deswegen vorgestellt, weil es Tausende, wenn nicht Zigtausende, manchmal auch wie hier die merkwürdigsten Möglichkeiten gibt, »seinem« Auslösefaktor zu begegnen. Auch so ein scheinbar harmloser optischer Reiz. Manchmal ist eine so hohe Sensibilität schon von Geburt an vorhanden, manchmal aber auch durch ebenjene Reizüberflutung im späteren Leben erworben.

Unser *Tastsinn* ist normalerweise nicht sehr ausgeprägt, weil Hören, Sehen und Riechen die meiste Arbeit übernehmen und den Tastsinn überlagern. Er ist aber durchaus trainierbar: Man weiß, dass Blinde mittels ihres Tastsinns lesen und ihre Umwelt erleben können. Die für den Tastsinn verantwortlichen empfindlichen Nervenendigungen sind unter der Haut über den ganzen Körper sehr unterschiedlich verteilt: Im Mund erspüren wir schon Bruchteile von Millimetern, etwa ein Haar, Reste von Fleischfasern oder Fruchtschalen am Gaumen oder zwischen den Zähnen. Auch mit den Fingerkuppen können wir feinste Details ertasten. Und im Nacken, am Ohr, an den Schläfen, der Brust, den Innenseiten der Oberschenkel, also an den sogenannten erogenen Zonen, genügt ein Hauch, um uns wohlig zu erregen. Kurz gesagt: Über unsere Haut erfahren wir viel über unsere Umwelt. Sie ist gleichzeitig Schutz und Sensor gegen bzw. für äußere Einflüsse.

Auch in der Kleidung kann ein wichtiger Ansatzpunkt liegen, warum immer mehr Menschen an Neurodermitis erkranken. Es gibt nicht nur, was die äußere Beschaffenheit bei unserer Kleidung anbelangt – zum Beispiel »kratzende Pullover« –, viele Unterschiede. Kuschelig, flauschig, weich, fließend, anschmiegsam, steif, fest und knitterarm sind nur einige der Eigenschaften, die unsere Kleidung heute hat. Moderne Textilien sind darüber hinaus oft pflegeleicht ausgerüstet, also meistens waschbar, dabei knautscharm und schön bunt. Um dies zu erreichen, müssen zum Beispiel Baumwollgewebe, die normalerweise stark knittern und »einlaufen«, mit einer Vielzahl von Chemikalien behandelt werden. Diese Textilbehandlungsmittel müssen aber nicht deklariert werden. Es empfiehlt sich deshalb, sie vor dem ersten Tragen gründlich und möglichst mehrmals zu waschen oder gleich Kleidung aus biologischer und möglichst unbehandelter Baumwolle zu kaufen.

Unsere Psyche

Die Haut – Spiegel der Seele

Wenn man über Neurodermitis spricht, kommt man nicht umhin, die Psyche in die Erkrankung mit einzubeziehen. Kaum eine gesundheitliche Störung wird so sicht- und fühlbar stark auch über die Seele beeinflusst wie die Neurodermitis. Das ist deshalb auch in den bisherigen Ausführungen immer wieder angeklungen.

Unsere Haut, das größte Organ, bietet uns nicht nur in physiologischer Hinsicht Schutz vor Infektionen, Verletzungen oder dem Austrocknen, nein, auch unsere Psyche, unser seelisches Empfinden bzw. unsere innerste Befindlichkeit steht in einer deutlichen Wechselwirkung mit den äußersten Schichten unseres Körpers. Das zeigt sich zum Beispiel in vielen Fällen als Hautreaktionen: Wir werden blass, wenn wir erschrecken, und leichte Röte steigt uns ins Gesicht, wenn wir uns schämen.

Auch die Umgangssprache kennt treffende Ausdrücke, die sehr bildhaft etwas über unseren seelischen Zustand verraten, und zwar gleichermaßen mit negativen und positiven Aspekten. Manch einer reagiert in bestimmten Situationen, die ihm im Alltag begegnen und die ihn irgendwie belasten, »dünnhäutig«. Er ist also empfindlich und psychisch leicht verletzbar. Manch anderer hat eher »ein dickes Fell« und lässt Verbal- wie auch andere Attacken nicht sein Innerstes erreichen. Wenn uns etwas tief berührt, sagen wir: »Das geht mir unter die Haut.« Wie wir auch durch Wendungen wie »Das juckt mich nicht« oder »Das kratzt mich nicht« kundtun oder vorgeben, dass uns etwas so ziemlich schnuppe ist. Auch das Erscheinungsbild der sogenannten »Gänsehaut« ist nicht immer nur Ausdruck von zu kalter Umgebungstemperatur, sondern oft das äußerlich erkennbare Zeichen von Unwohlsein, Ekel, Beklemmung oder gar Angst. Das alles sind jahrtausendealte Erfahrungen, die ihren Niederschlag in solchen Redewendungen gefunden haben.

Unsere Seele ist wie ein Speicher all dessen, was wir in unserem Leben an Schlimmem erlebt und erlitten haben, aber auch was wir alles an Freude, Glück und Liebe erfahren durften. Vieles davon bleibt unbewusst, wird verdrängt oder verborgen. Doch die Seele vergisst nichts.

Oft beginnt die Problematik bereits im Mutterleib. Das Ungeborene nimmt alle Gefühle, Stimmungslagen, Reize wie die Nahrung und auch Schadstoffe der verschiedensten Art auf und muss sie verarbeiten. So ist seit längerem bekannt, dass vor allem im letzten Drittel der Schwangerschaft der Fötus auf Musik reagiert. Dabei wirkt sich harmonische Musik positiv auf den kleinen Leib und seine Seele aus, laute oder disharmonische entsprechend negativ. Genauso übertragen sich stressbeladene, beängstigende oder sonst wie unangenehme Situationen, welche die werdende Mutter erfährt, in nachteiliger Weise auf das Ungeborene. Heftiges Erschrecken der Mutter beantwortet der Fetus mit entsprechend verändertem Herzschlag und / oder wildem Strampeln. Auch über die Nahrung, welche die Mutter zu sich nimmt, werden Vorlieben, Ablehnungen und Empfindlichkeiten gegenüber bestimmten Nahrungsbestandteilen schon in dieser frühen Phase des entstehenden Lebens geprägt.

So ist es durchaus gut nachvollziehbar, dass eine glückliche, zufriedene Schwangere ihrem ungeborenen Baby unbewusst Zufriedenheit und Glück vermittelt. Doch es wäre sicherlich viel zu simpel, behaupten zu wollen, dass eine schwierige oder gar ungewollte Schwangerschaft fast schon automatisch zur Neurodermitis beim Kind führt. Das stimmt so natürlich nicht.

Viele Frauen kennen das Wechselbad der Gefühle in der Schwangerschaft – heute himmelhoch jauchzend und glücklich, morgen voller Zweifel und Fragen: Ist meine Partnerbeziehung stabil und liebevoll genug, und zwar nicht nur jetzt, sondern auch noch in vielen Jahren? Ist meine / unsere Lebenssituation mit Beruf, Wohnung und in der Gesellschaft gefestigt, damit nicht etwa wirtschaftliche Sorgen und Probleme unsere Familie belasten? Wird das Kind gesund sein? Darf ich überhaupt ein Kind »in solch eine Welt setzen«, die vor großen menschlichen, klimatischen, politischen und wirtschaftlichen Problemen steht?

Diese und ähnliche Fragen, ob begründet oder nicht, schaffen Besorgnis, Unsicherheit und Angst, die sich auch immer auf das Ungeborene übertragen. Solche Überlegungen lassen sich jedoch nicht einfach wie eine Lampe an- und ausschalten. Aber zum Glück verschwinden diese Zweifel und Gedanken oft von selbst und werden verdrängt von dem Glücksempfinden, das sich bei den ersten, nur für die Schwangere selbst spürbaren Veränderungen im Körper einstellt. Zweifel und Sorgen wandeln sich meist in Zufriedenheit, Gelassenheit, Optimismus und Zuversicht. Denn mit dem neu entstehenden Leben ergibt sich auch wohl eine der größten Chancen, die man bzw. frau im Leben bekommen kann: Schwierigkeiten zu meistern,

Probleme zu lösen und Änderungen zu erreichen. Das alles läuft eher intuitiv ab.

Doch selbst wenn in der gesamten Schwangerschaft die negativen Seiten mit Sorgen, Zweifeln und Unwohlsein überwiegen sollten, muss daraus nicht als logische Konsequenz eine Neurodermitis beim Kind entstehen. Sie könnten möglicherweise eines der vielen kleinen Mosaiksteinchen sein, die dazu beitragen, das ist aber nicht zwangsläufig so.

Deshalb ist es völlig falsch, sich mit Vorwürfen und Schuldgefühlen zu quälen, weil man glaubt, man sei durch Schwierigkeiten in der Schwangerschaft an der Neurodermitis des Kindes »selbst schuld«. Aus solchen mehr oder weniger uneingestandenen, aber dennoch vorhandenen Schuldgefühlen heraus kann sich allerdings eine weitere negative Veränderung entwickeln. Ein Zuviel an Beachtung und »Liebe« führt dann möglicherweise genauso zur Verschlimmerung der Hauterscheinungen wie Vernachlässigung und Ablehnung.

Ein Kind, das offensichtlich leidet, das schreit und sich ständig kratzt, das unruhig ist und womöglich schlecht gedeiht, erfährt von der Mutter sehr viel mehr Aufmerksamkeit und Zuwendung, als diese einem gesunden Kind schenken würde. Ein Teufelskreis entsteht: Auf jedes kleine Nörgeln oder Schreien, jede Unruhe, jede noch so kleine Veränderung im Verhalten des Babys wird mit Schmusen, Belohnung, Zärtlichkeit, Streicheln – also mit Ablenkung um jeden Preis – reagiert, um zu verhindern, dass das Baby sich wieder kratzt. Das Kind lernt sehr schnell, wie es dieses Verhalten der Mutter wieder und immer wieder erleben kann: Schließlich sind damit sehr positive und angenehme

Gefühle und Hautkontakte verbunden. Die Folge ist, dass der zunächst extrem negative Juckreiz mit der Zeit vom Kind als etwas sehr Schönes und Positives erlebt wird, denn das Jucken respektive das darauffolgende Kratzen wird von ihm intuitiv gleichgesetzt mit Zuwendung und Zärtlichkeit.

Diese Konditionierung kann im späteren Leben eines Neurodermitikers fatale Auswirkungen haben. Sobald der Betroffene vor Schwierigkeiten gestellt wird, das heißt, sobald echte oder auch nur vermeintliche Probleme auftauchen, tritt im Unterbewusstsein die im Babyalter erworbene frühe Prägung in Kraft, und er reagiert mit vermehrtem Kratzen in dem Versuch, Defizite bzw. Unzulänglichkeiten und Machtlosigkeitsgefühle zu kompensieren. Es ist außerdem bekannt, dass bei den meisten von Neurodermitis Betroffenen eine verminderte Fähigkeit vorhanden ist, belastende bzw. außergewöhnliche bis extreme Situationen seelisch angemessen zu verarbeiten.

Weil das Kind so sensibel ist und weil es nicht jede Nahrung verträgt, weil es bei ungewohnten oder neuen Situationen oder Ereignissen Zeichen von Ängstlichkeit, Scheu und Reaktionen der Haut zeigt, wird es lieber von vielen »normalen« Ereignissen im Leben eines Kindes ferngehalten, was negative Folgen für seine gesamte Sozialisation hat und sich auch wieder in Hautsymptomen niederschlagen wird: Kindergeburtstag? Nein, es könnte etwas zu essen und trinken geben, was der Kleine nicht verträgt. Der Kindergarten? Nein, das Kind hat Schwierigkeiten, sich von der Mutter zu lösen und nicht – wie gewohnt – der Mittelpunkt zu sein. Schwimmen lernen? Nein, die Infektionsgefahr ist zu groß, und der Chlorgehalt des Wassers schädigt die Haut zusätzlich … Die Reihe der Beispiele könnte man so fortführen. Ein gemeinsames Merkmal steht bei allen Beispielen im Vordergrund: der Wunsch der Mutter, ihr krankes Kind unbedingt vor allen Gefahren und Gefährdungen zu beschützen, eventuell aus besagtem Schuldgefühl heraus.

Was von Herzen vielleicht auch durchaus gut gemeint sein mag, kehrt sich so leider allerdings ins Gegenteil um. Statt Sicherheit zu erlangen, wird das Kind immer mehr verunsichert. Statt Selbstbewusstsein zu zeigen und sich etwas zuzutrauen, wird es von Mal zu Mal ängstlicher. Statt eine Linderung der Neurodermitissymptome zu erreichen, werden die Beschwerden nach jeder unbekannten und neuen Situation eher noch schlimmer.

Hier gilt es also, einen pragmatischen Weg zu finden. Sicher ist es nicht richtig, Kinder – vor allem natürlich die ganz jungen – alles machen zu lassen, dessen Schädlichkeit besonders im Hinblick auf ihre Neurodermitiserkrankung sie selbst noch nicht abschätzen können. Als Eltern muss man sich über die Risiken und Vorsichtsmaßnahmen informieren, die mit dieser Krankheit verbunden sind, und diese auch gebührend beachten. Wenn Sie sich von der generellen Unbedenklichkeit einer Situation überzeugt haben und die notwendige Vorsorge getroffen haben, müssen Sie aber auch, um eine modische Formulierung zu verwenden, »loslassen können« und somit ein gesundes Maß an Urvertrauen vorleben, das wiederum unerlässlich ist, wenn der Nachwuchs nicht in einen Teufelskreis von Abhängigkeit, psychischer Problematik und eben wieder Hautproblemen in den verschiedensten Schweregraden abdriften soll.

Nahrungsmittelunverträglichkeit und Psyche

Nachdem die Diagnose einer Krankheit wie der Neurodermitis gestellt worden ist und man dem Patienten mitgeteilt hat, dass es unumgänglich ist, ein bestimmtes Nahrungsmittel drastisch zu reduzieren oder sogar ganz abzusetzen, bekommt man oft als erste Reaktion zu hören: »Was soll ich denn sonst essen?«, als ob es nur dieses eine spezielle Nahrungsmittel gäbe … Und weiter: »Darf ich das nun das ganze Leben nicht mehr essen?« Manchmal hört man auch: »Darauf verzichte ich aber nicht!«

Obwohl die eindeutige Diagnose einer Nahrungsmittelunverträglichkeit auf der Hand liegt, stellt man fest, dass gerade diese spezielle Speise besonders bevorzugt wird und demnach fast unersetzlich scheint. Es besteht in dem Fall eine sogenannte maskierte Unverträglichkeit des Nahrungsmittels, das fast wie eine Droge wirkt und, wie das bei Drogen eben so ist, eine gewisse Abhängigkeit hervorruft. Hier geschieht etwas sehr Tiefgründiges, was über »das Gehirn« oder »die Psyche« gut getarnt arbeitet.

Es muss bedacht werden, dass dem Patienten solcherart Zusammenhänge in der Regel nicht bewusst sind. Es bedarf eines ausgiebigen, jedoch behutsamen Erfragens von Seiten des Therapeuten, um den manchmal im Unterbewusstsein verschütteten Ursachen auf die Spur zu kommen. Eine von einem ausgebildeten Kinesiologen durchgeführte Beratung kann sehr gut dabei behilflich sein, schneller an die Ursachen und Auslöser der Probleme heranzukommen (siehe auch den Abschnitt »Der kinesiologische Muskeltest« im Kapitel »Unsere Gesundheit«). In der Regel wird der Patient froh sein, wenn ihm endlich aus den seelischen Verstrickungen herausgeholfen wird. Vielfach haben diese Probleme von damals nämlich auch gar keinen anderen aktuellen Bezug mehr für ihn als den im körperlichen Bereich »hängengebliebenen« Krankheitsbefund. Daraus geht hervor, dass dieses Leiden wie alle anderen seelisch-körperlichen Störungen nicht allein auf psychischem Wege behandelt werden kann. Die Behandlung der Nahrungsmittelunverträglichkeit wie auch der Neurodermitis muss aus beiden Richtungen zugleich eingeleitet werden. Wo die rein somatischen Therapien vorher versagten, werden sie im gleichen Maße greifen, in dem psychische Barrieren abgebaut werden – wie das Beispiel mit der ABC-Diät zeigt.

Wenn die Seele weint oder Die ABC-Diät

Eines Tages suchte die sechzehnjährige Schülerin Anja unsere Praxis auf. Sie war sehr schüchtern, bekam kaum einen Ton heraus, bemühte sich aber, mir die wichtigsten Informationen zu geben, die ich für die Diagnose und eine mögliche Therapie benötigte. So erfuhr ich, dass sie seit einem knappen Jahr auf fast jedes Nahrungsmittel reagierte. Auf meine Frage, wie sich dies denn bemerkbar mache, zeigte sie auf ihren Bauch und strich über ihren linken Arm. »Bauchkrämpfe, Übelkeit, Erbrechen und kurz hinterher rote, juckende Quaddeln auf den Armen und, wenn es heftiger ist, auch auf den Beinen und am Körper«, teilte sie mir mit.

Ich fragte sie, wovon sie sich denn ernähre.

»Von Waffeln«, antwortete sie mir.

»Waffeln!«, sagte ich. »Und sonst?«

»Nichts.«

Sie erinnerte mich an einen hochgradigen Allergiker mit neurodermitischer Konstitution, der sich über zwei Jahre lang nur von Kartoffeln ernährt hatte und mir lächelnd erzählte, dass er mittlerweile 46 verschiedene Sorten am Geschmack erkenne und sich schon – als Scherz – bei »Wetten, dass …?« anmelden wollte. Aber bei der jungen Frau hatte ich das Gefühl, es müsse etwas anderes dahinterstecken. Also begann ich über den Zeitraum vor dem ersten Auftreten ihrer Symptome nachzufragen. Sie sackte fast in sich zusammen, als sie sich schließlich überwunden hatte, mir vom Tod ihres Vaters zu erzählen, der etwa fünf Jahre zurücklag.

Anja hatte seitdem schon alle möglichen Therapien durchlaufen. Doch gegen den letzten Rat, sich in eine psychiatrische Behandlung zu begeben, sträubte sie sich mit Händen und Füßen. Also musste ein anderer Weg gefunden werden, denn von Psychotherapie über alle möglichen und unmöglichen Allergietests bis hin zu »Ich weiß nicht, was noch alles« hatte sie brav alle Institutionen aufgesucht, zu denen man sie weitergereicht hatte – bis eben auf die letzte, die Psychiatrie, dahin wollte sie nun wirklich nicht.

Um es kurz zu machen: Wenn die Ursache sich offenbart, ist die Lösung manchmal ganz einfach. Als ich sie auf ihre bereits durchlaufenen Therapien ansprach, schlossen sich Anjas Augenlider kurz, und sie nahm eine verkrampfte Haltung ein. In Gedanken an vergangene Misserfolge wehrte sie alles ab, und trotzdem hatte sie die Hoffnung nicht ganz aufgegeben, sonst säße sie ja wohl nicht hier. Eine Therapie über Umstimmungs- und Ausleitungsmechanismen, die bis an den Rand der Belastungsfähigkeit gehen kann, zog ich erst gar nicht in Erwägung. Auch bei anderen Therapiemöglichkeiten, die ich ihr erklärte, blieb ihre Mimik unverändert, entweder hatte sie schon negative Erfahrungen ohne nennenswerten Erfolg damit gemacht, oder sie sperrte sich einfach nur dagegen. Auf meine Frage hin, ob sie mehr vom Bauch oder mehr von der Logik geleitet wurde, schaute sie zu ihrem Bauch hinunter. Und von da an hegte ich nicht nur die Vermutung, sondern war mir sicher, einen »Verbündeten« in ihrem Bauch zu haben, wenn … ja, wenn ich etwas fände, mit dem sich auch ihr Bauchgefühl identifizieren könnte.

Es strömten alle möglichen, aber auch unmöglichen Ideen durch meinen Kopf, was mir vor allem immer dann passiert, wenn ich vor größeren Problemen stehe.

Ich musste mir etwas bis dato noch nicht Dagewesenes einfallen lassen. Da fiel mein Blick zufällig auf mein Adressbuch, und die Seite ABC lag aufgeschlagen neben mir. Das war's doch! Die »ABC-Diät«. Als ich ihr meine Idee vorschlug, war sie hellauf begeistert. Endlich eine Therapie, die sie selbst bestimmen konnte. Nur der Rahmen war vorgegeben.

Sie solle sich eine Liste mit Nahrungsmitteln von A bis Z machen. In diese Liste solle sie das eintragen, was sie sich zu essen vorstellen könne. Dann bräuchte sie nur noch loszulegen. Am nächsten Tag wolle sie mit einem Apfel anfangen und mir mitteilen, was er ihr denn »getan« hätte.

Eine halbe Stunde, so erzählte sie mir später, habe sie wie ein Kaninchen vor der Schlange gesessen, bis sie sich end-

184

lich getraut hätte, den ersten Bissen zu machen. Nun, was soll ich Ihnen sagen – keine Reaktion. Endlich war das Eis gebrochen. Sie begann sichtlich mutiger zu werden und arbeitete sich Tag für Tag weiter in ihre am Alphabet orientierte Liste hinein: Banane, Couscous, Datteln, Erdbeeren … vollkommen gegen jeden Ernährungsgrundsatz, nur nach Intuition!

Es klappte hervorragend. Sie rief noch einmal an, um zu wissen, ob ich eine Idee bei N hätte und was sie bei X und Y machen solle, und freute sich schon auf den nächsten »Durchgang«.

Über zwanzig Nahrungsmittel standen bereits auf ihrer Essensliste, und täglich wurden es mehr. Rote Quaddeln, Erbrechen, Übelkeit, das alles gehörte jedoch der Vergangenheit an, und dies verdankte sie einem einfachen Adressbuch, das zufällig in mein Blickfeld geraten war.

Wenn die Seele nicht mehr weiß, wie sie mit den unverarbeiteten Energien umgehen soll, bleibt ihr oft nur noch die körperliche Ebene, in welche sie die verschiedensten Erscheinungsbilder von Erkrankungen hineinprojizieren kann. Das ist mittlerweile vielen klar. Der Prozess ist aber ebenso umkehrbar, wie die Geschichte von Anja zeigt. Denn die Psyche ist beispielsweise auch über die Ernährung und den Umgang damit steuerbar. Die Nahrung beeinflusst also nicht nur die körperliche Ebene, sondern auch die seelische in die eine oder andere Richtung. Natürlich wäre es zu einfach, nun den Schluss zu ziehen, dass mit einer gesunden Ernährung allein auch alle psychischen Probleme gelöst wären. Dazu sind die Prozesse zu vielschichtig.

Sicher fragt sich der eine oder andere Leser immer noch: »Wie kann ein Nahrungsmittel zur Droge werden, Abhängigkeit hervorrufen und über psychische Mechanismen Krankheiten oder Chaos verursachen?« Eine mögliche Erklärung mag die folgende sein. Krankheit ist immer auf chaotische Zustände zurückzuführen: Gesundheit entspricht Harmonie, Fließgleichgewicht, Ordnung. Krankheit entspricht Disharmonie, Blockierung, Unordnung. Weil gerade ein bestimmtes oder mit ihm »verwandtes« Nahrungsmittel in einer ganz bestimmten Krisensituation bzw. in einem kritischen Moment des Lebens präsent war, entstand eine innige Verbindung zu besagtem Nahrungsmittel. Es wird auf diese Weise tief ins Gedächtnis eingeprägt. Gleichzeitig verbindet man unbewusst aber auch die Stresssituation damit, so dass der Körper automatisch darauf reagiert, wenn die betreffenden Substanzen schon in kleinen Mengen zugeführt werden. Dann können all diejenigen Reaktionen hervorgerufen werden, die direkt oder indirekt mit dem vergangenen Negativereignis in Zusammenhang standen. Im Fall der Neurodermitis wird solch ein emotionales Chaos sofort auf die Haut abgeleitet.

Ein einfaches Nahrungsmittel kann also ein komplexes Krankheitsbild steuern. Es ist auch möglich, dass ein Nahrungsmittel Organe ganz erheblich mit einbezieht, die vordergründig nichts mit dem Verdauungsapparat zu tun haben.

In diesem Zusammenhang muss ich ganz klar hervorheben, dass Unverträglichkeit oder Intoleranz nicht das Gleiche wie eine Allergie ist. Selbst Therapeuten haben da manchmal so ihre Schwierigkeiten, diese Unterschiede zu erkennen und dementsprechend auch danach zu handeln.

Nicht immer ist es möglich, ein Problem an der Wurzel anzupacken. Aber auch dies bedeutet nicht, dass das betreffende Nahrungsmittel das ganze Leben lang gemieden werden muss. Es ist andererseits auch nicht gesagt, dass es nötig ist, bis in die tiefsten Tiefen der Seele vorzudringen, um eine Nahrungsmittelunverträglichkeit zu kurieren. Besagte kinesiologische Techniken zum Beispiel sind durchaus in der Lage, das meiste vorher zu klären.

Die Übernahme von Eigenverantwortung

Fühlt man sich wohl, rundum gesund, »klappt alles« oder stimmt das meiste, was man so tut, für einen selbst und das persönliche Umfeld, so sieht man in aller Regel keinen Anlass, in seinem Leben eine wesentliche Veränderung vorzunehmen. Trifft aber eher das Gegenteil zu, so wählen die meisten zwischen zwei Optionen: Entweder man macht so weiter, beklagt sich über sein Schicksal und schiebt so viel wie möglich auf andere und die Umwelt ab – oder man erkennt, dass das Problem zu einem großen Teil auch in der eigenen Person liegen könnte und demgemäß nur durch eigenes Zutun zu lösen ist. In den meisten Fällen ist Letzteres der schwierigere Weg, denn er bedeutet Arbeit, und zwar an sich selbst.

Viele sind nicht bereit, diesen Weg zu gehen. Aufgrund ihres mitunter uneinsichtigen Verhaltens musste ich nicht selten gerade bei schwer von Neurodermitis Betroffenen die Frage stellen: »Wollen Sie denn überhaupt gesund werden?«

Ein verständnisloser Gesichtsausdruck mit der Bemerkung »Dazu bin ich doch bei Ihnen!« war die häufigste spontane Antwort, die auf den ersten Blick plausibel ist. Dennoch hängt der Erfolg auf dem Weg zur Gesundheit oft davon ab, wie stark ich bereit bin, an mir zu arbeiten, und was Gesundheit für mich bedeutet. Eine Krankheit kann beispielsweise auch »Vorteile« bringen, indem man sie unbewusst einsetzt, um seinen Willen durchzusetzen. Sie kann ebenso als Alibi dienen, wenn irgendetwas anderes im Leben des Betroffenen nicht so funktioniert, wie er es gern hätte, oder wenn andere Erwartungen an ihn haben, die er nicht erfüllen kann bzw. nicht erfüllen zu können glaubt – oder gar nicht erfüllen will. Auch in diesen Fällen umgeht man es, Verantwortung zu übernehmen.

Wenn man sich im Klaren darüber ist, dass Gesundheit nur über Eigenverantwortung zu erreichen ist, sollte man den ganzheitlichen Weg einschlagen. Dieser Weg bedeutet nicht, eine Pille da zu schlucken oder eine Salbe hier anzuwenden. Vielmehr gilt es, die eigentlichen Probleme zu erkennen, falls es nicht anders geht, auch mit Unterstützung von ausgebildeten Spezialisten, die dem Hilfesuchenden die nötige Unterstützung bieten.

Es ist eine Binsenweisheit, dass wir ein Leben lang lernen müssen, und zwar nicht nur im Privatleben, sondern vor allem auch im Beruf. Auch dies gehört zur Übernahme von Eigenverantwortung. Denn jemand, der die Weiterentwicklung und die Nutzung seiner Fähigkeiten aufgibt, wird niemals wirklich frei sein. Sein Denken wird von anderen diktiert, und er wird den selbsternannten »Experten« zeitlebens ausgeliefert bleiben.

Rivalität, Neid, Eifersucht

Neben unverarbeiteten Traumata stehen in der Regel vor allem die beherrschenden »Negativempfindungen« Rivalität, Neid und Eifersucht einem Heilungsprozess von Körper, Seele und Geist im Weg, also Emotionen, die sich weitgehend der Steuerung durch unseren Verstand entziehen, wenn wir sie uns nicht bewusst machen.

Bei der *Rivalität* geht es bekanntermaßen um eine Art von Kampf, der Sieger und Besiegte hinterlässt. Ein Kennzeichen der Rivalität ist die Empfindung, dass wir etwas erreichen oder behalten wollen, was uns und anderen wichtig ist. Die Gedanken, die oft mit Rivalität in Verbindung gebracht werden, sind: »Das, was der (oder die) andere kann, kann ich schon lange«, »Da lasse ich mir nichts vormachen«, »Wie kommt der (oder die) dazu, mir Vorschriften zu machen?« und »Was bildet der (oder die) sich eigentlich ein?«. Diese und ähnliche Gedanken sind auch Gefühle und Bestrebungen, die etwas mit Ehrgeiz, Weiterkommen und Verbesserung der Lebenssituation zu tun haben, allerdings, bezogen auf die Rivalität, nicht nur um der Verbesserung selbst willen, sondern auch – und vielleicht sogar im Vordergrund stehend – mit dem Drang, den anderen »etwas beweisen« zu wollen, sich »aus der Masse hervorzuheben« und »besser dastehen« zu wollen als der (vermeintliche) Rivale.

Diese Gefühle sind eng gekoppelt an das Selbstwertgefühl. Manche Menschen sind – uneingestanden – zutiefst davon überzeugt, nichts oder weniger »wert« zu sein als andere, wie zum Beispiel der Partner, Freund, Nachbar oder Kollege. Um dieses unerträgliche Minderwertigkeitsgefühl

189

nicht immer zu spüren, fühlen sie sich herausgefordert, sich selbst und den anderen ständig zu beweisen, dass sie nicht nur gleichwertig, sondern besser als diese sind: reicher, stärker, schöner, erfolgreicher und vor allem beliebter. Dieses Streben kostet – nüchtern betrachtet – extrem viel körperliche, geistige wie auch gefühlsmäßige Energie. Denn dabei entsteht Spannung, in Extremfällen sogar regelrechte Verkrampfung, die auch als körperliche Veränderungen wahrnehmbar sind: Beginnend mit dem Erregungsanstieg, steigt die Muskelspannung, die Herz- und Atemfrequenz werden schneller, und der Blutdruck, die Körpertemperatur und der Blutzucker erreichen plötzlich hohe Werte. Diese und andere körperliche Veränderungen sind mitunter auch äußerlich sichtbar, erkennbar am deutlichen Schnaufen, Erröten oder Erblassen, Schwitzen, einer Gänsehaut oder »hektischen« Flecken im Gesicht … und möglicherweise der Auslöser eines Schubs an Neurodermitis.

Auch in der Körperhaltung und -bewegung, in der Mimik und der Gestik, also im nonverbalen Verhalten, das in allen Kulturen fast gleich »verstanden« wird, macht sich dies bemerkbar. Es sind deutliche Kampf- und Drohgebärden:

– zugewandte und aufgerichtete Körperhaltung,
– weit geöffnete oder auch zusammengekniffene Augen,
– hochgezogene oder gerunzelte Augenbrauen,
– weit offene oder auch hart geschlossene Lippen,
– verkrampfte, ja starre Gesichtszüge, vorgeschobenes Kinn,
– geballte Fäuste, manchmal wie in Boxkampfstellung,
– seitlich abgespreizte und mit den Händen in die Hüften gestützte Arme,

– gerade oder auch gespreizt und fest auf den Boden ge-
stellte Beine.

Im Verein mit den bereits genannten Äußerungen oder solchen wie »Der soll sich nur trauen«, »Der kann was erleben«, »Das lass ich mir nicht gefallen« usw. wirkt man aggressiv, also ausgesprochen kämpferisch, man könnte sogar
sagen: feindlich. Dieser Ausdruck, also das Verbale (über
die Sprache) und das Nonverbale (über die Körperhaltung),
bewirken eine körperliche Reaktion (Adrenalinausschüt-
tung) und lösen damit eine Stresssituation aus. Bei extremen
Situationen kann es bei einer Überbelastung der organi-
schen Systeme zum Auslöser einer Erkrankung wie zum
Beispiel der Neurodermitis führen.

Ist man *neidisch* oder *eifersüchtig*, dann geht es um etwas
für uns Wichtiges, von dessen Besitz oder Erlangung wir
unser Seelenheil abhängig machen, was uns aber verwehrt
bleibt, und dies erzeugt zwangsläufig Stress. Die Begriffe
»Neid« und »Eifersucht« werden im Alltag manchmal syn-
onym verwendet. Dennoch handelt es sich um zwei verschiedene Regungen, deren Grenzen allerdings manchmal
fließend sind. Beim Neid (oder der Missgunst) begehrt man
etwas, was andere tatsächlich oder vermeintlich besitzen
oder können. Bei der Eifersucht befürchtet man, etwas zu
verlieren oder streitig gemacht zu bekommen, von dem
man glaubt, es zu besitzen. Es ist auch Neid, wenn man das
Gefühl hat, andere hätten unverdientermaßen Vorteile oder
seien begünstigt, und zwar im Sinne von »Wenn's gerecht
zuginge, stünden diese Vorteile und Vergünstigungen eigentlich mir und nicht dem anderen zu«.

Oft sind solche Einstellungen Folge einer unrealistischen

Weltsicht. Als Neider beispielsweise nimmt man meist nur wahr, wie oder worin andere einem voraus sind. Außer Acht lässt man dagegen das, was notwendig war, um dies zu erreichen: Man sieht nicht, dass andere jahrelang nicht in den Urlaub fahren konnten, jede freie Minute selbst an dem Bau gearbeitet haben, weil sie sich das neue Haus anderenfalls nicht hätten leisten können. Oder dass sie lange Jahre warten mussten, bis sie endlich den richtig passenden Lebenspartner gefunden haben. Oder auch dass sie wegen ihrer beruflichen Karriere auf Kinder verzichten mussten und umgekehrt.

Wichtig ist, das Gesamtbild zu sehen. Dann wird es auch sicher möglich sein, die eigene Situation realistischer zu betrachten, die eigene Verantwortung daran zu erkennen sowie Mittel und Wege zu finden, wie gegebenenfalls Abhilfe geschaffen werden kann. Am besten gelingt uns das, wenn wir uns außerdem auch über die Erfolge anderer freuen können und uns nicht allzu wichtig nehmen. Das geht sicher nicht von heute auf morgen. Aber der Weg dahin lohnt sich.

Wir müssen Tag für Tag daran arbeiten, um realistische und dennoch positive Empfindungen erleben zu dürfen. Darum sollten wir unsere Vergangenheit als Lehrmeister und nicht als Prügelknaben für Gegenwärtiges oder Zukünftiges betrachten.

Im Berufsleben ergeben sich oft Schwierigkeiten und Probleme, die aus Eifersucht und Rivalität entstehen: Manche Menschen neigen beispielsweise dazu, immer alles selbst machen zu wollen. Sie sind nicht bereit, anderen Aufgaben und Verantwortung zu übertragen, weil dadurch vielleicht gewisse Privilegien gefährdet sein könnten, auf die sie einen

Anspruch zu haben meinen. Sie können und wollen nicht delegieren. Als Konsequenz daraus kann sehr leicht Überbelastung entstehen. Die Folge sind Hektik und Stress, im Steigerungsfall häufigere Fehlentscheidungen und unangemessene Handlungen. Die seelische Dysbalance, die so entsteht, sucht sich bevorzugt die Haut aus, um auf diese Defizite aufmerksam zu machen.

Eifersucht, also die Angst, dass einem genommen wird, was man zu besitzen meint und auf das man vermeintlich Anspruch hat, lässt sich jedoch wohl am besten bei der Partnerbeziehung verdeutlichen. Fast jeder hat schon einmal diese Empfindung gespürt, jenes quälende, nagende Gefühl, dass der Partner eventuell jemanden findet – oder gefunden hat –, den er mehr beachtet oder liebt, der ihn uns »wegnehmen« könnte. Doch Partner sind keine »Ware«, die man hergeben oder wegnehmen könnte. Aus diesem falschen Verständnis des »Du gehörst mir« leitet sich ein unrealistischer Besitzanspruch ab, der in Extremfällen gerade eben dazu führt, dass der Partner ausbricht, weil er diese erzwungene Nähe nicht mehr ertragen kann.

Eine Partnerschaft kann langfristig nur Bestand haben, wenn Vertrauen, gegenseitiges Verständnis und die Liebe in der Erkenntnis gipfeln: »Du gehörst *zu* mir.« Dieser kleine Unterschied, dieses winzige Wörtchen »zu«, drückt nämlich aus: Wir ergänzen uns, wir passen zueinander, wir gehören zusammen. Wir sind zwar eine Gemeinschaft, aber auch zwei Einzelwesen mit individuellen Eigenschaften und Freiheiten, die wir respektieren und einander gönnen.

Wie alle Lebewesen müssen wir einen großen Teil unserer Existenz damit zubringen, uns das Leben erst zu ermöglichen: Die Kalorien, die den Körper nähren, erscheinen nicht durch Zauber auf dem Tisch, Behausungen und Fortbewegungsmittel setzen sich auch nicht von selbst zusammen. Es existieren jedoch keine naturgegebenen strengen Regeln dafür, wie viel Zeit man tatsächlich arbeiten muss. Zum Beispiel scheinen die frühen Jäger und Sammler, die wie auch heute noch einige indigene Stämme in mehr oder weniger unwirtlichen Landstrichen lebten, täglich nur drei bis fünf Stunden mit dem verbracht zu haben, was wir »Arbeit« nennen: Nahrung zu suchen und zuzubereiten, Obdach, Kleider und Werkzeuge zu erstellen. Den Rest des Tages unterhielten sie sich wohl, ruhten oder tanzten. Das andere Ende des Spektrums bilden zum Beispiel die Industriearbeiter des 19. Jahrhunderts, die oft gezwungen waren, sechs Tage in der Woche mehr als zwölf Stunden lang in schmutzigen Fabriken oder gefährlichen Gruben zu schuften. Aber auch heutzutage ist die berufliche Überlastung alles andere als eine Seltenheit.

Die Anforderungen, die das Berufsleben stellt, haben nicht selten zur Folge, dass man sich mehr oder weniger überbeansprucht oder sogar überfordert fühlt. Dieser Umstand kann sich unter anderem dadurch bemerkbar machen, dass die Betroffenen durch den Stress Hautprobleme entwickeln, schlimmstenfalls kommt es zum sogenannten Burn-out-Syndrom[43].

Der gleiche Druck, der den einen Menschen zu erschlagen droht, stellt für den anderen möglicherweise aber eine willkommene Herausforderung dar. Das ist ein Zeichen dafür, dass wir etwas an der Weise verändern können, wie wir auf Belastungen reagieren.

Es gibt Hunderte von Wegen, Stress abzubauen. Einige basieren auf einer besseren Organisation des Berufsalltags, andere setzen mehr auf Teilen und Abgeben von Verantwortung und vor allem bessere Kommunikation mit der Familie, den Kollegen und den Vorgesetzten. Wieder andere entdecken die wohltuende Veränderung von Lebensgewohnheiten, indem man beginnt, einen Großteil des gesamten bisherigen täglichen Ablaufs umzugestalten und so neue Präferenzen für ein besseres (Arbeits-)Leben zu schaffen.

Einfluss haben Sie beispielsweise auch darauf, für ein verbessertes Klima im Familienleben zu sorgen, in dem Sie Kraft schöpfen und einen Lebenssinn finden können. Regelmäßig stattfindende Ausflüge oder Spieleabende, Ausgleichssport oder eine sinnvolle Freizeitbeschäftigung wie soziales Engagement helfen in dieser Hinsicht genauso weiter wie der Gegenpol zu Stress durch Entspannung und Übungen wie zum Beispiel Tai-Chi, Qi-Gong, Yoga, Autogenes Training oder Meditation. Sorgen Sie dafür, dass die Gegenpole Spannung und Entspannung in ein ausgewogenes Gleichgewicht kommen, dann sind Sie schon ein gutes Stück weiter.

Wichtig ist es ebenso, die wertvolle Freizeit nicht zu »verschwenden«. Viele Menschen sehnen sich danach, ihren Arbeitsplatz zu verlassen und nach Hause zu gelangen, um ihr Privatleben zu genießen. Aber nur allzu oft haben sie dann keine Idee, was sie mit der Zeit anfangen sollen. Wenn man weiß, wie, ist die Arbeit ironischerweise leichter zu »genießen« als die Freizeit, weil sie vorgegebene Ziele,

Arbeitszeiten, Herausforderungen und Regeln hat. Freizeit hingegen bestimmen wir in der Regel selbst, und es kostet manch einen mehr Mühe, sie so sinnvoll zu gestalten, dass man sie wirklich genießen kann. Hobbys, die eine gewisse Geschicklichkeit erfordern, persönliche Interessen und besonders Selbstdisziplin helfen, die Freizeit zu dem zu machen, was sie eigentlich sein sollte – eben auch eine Chance zur Erholung. Doch allgemein versäumen die Menschen gerade dann die Gelegenheiten zum Genuss noch gründlicher als bei der Arbeit, indem sie sich endlos vom Fernseher berieseln lassen, in sogenannten sozialen Netzwerken bis zum Abwinken Belangloses austauschen oder ihre Zeit mit Marathonsitzungen vor dem Computer vertun. Wenn wir unsere Zeit ausschließlich so ausfüllen, werden solche Erfahrungen im Allgemeinen zur Abstumpfung führen und lassen uns träge und nicht belastbar werden. Ein »Windhauch« genügt dann irgendwann, um uns »umzuhauen«.

Doch kommen wir zurück zum »Arbeitsplatz«. Nicht nur der Umfang der Arbeit, sondern auch ihre Qualität ist recht unterschiedlich. Es gibt ein altes italienisches Sprichwort, das frei übersetzt lautet: »Arbeit macht den Menschen edel, aber auch zum Tier.« Diese ironische Redewendung kann man auch so interpretieren, dass Arbeit, zu der man ausgeprägte Fähigkeiten braucht und die freiwillig geschieht, die Persönlichkeit stärkt und dass andererseits nur weniges so frustrierend ist wie stumpfsinnige und ungeliebte Arbeit unter Zwang.

Thomas Carlyle schrieb: »Gesegnet sei der, der seine Arbeit fand; er sollte um keinen anderen Segen bitten.« Als man Sigmund Freud nach seinem Rezept zum Glücklichsein fragte, gab er eine kurze Antwort: »Arbeit und Liebe.«

Es stimmt, dass man seine Lebensqualität insgesamt stark verbessert, wenn man Freude bei der Arbeit und in den Beziehungen mit anderen Menschen findet.

Adam wurde der Bibel zufolge als Strafe für seine Neugier von Gott verurteilt, den Acker im Schweiße seines Angesichts zu bearbeiten. Dieses Gleichnis aus dem Ersten Buch Mose drückt aus, wie Arbeit von vielen Menschen eingestuft wird: als Fluch, dem man möglichst aus dem Weg gehen sollte. Doch gibt es genügend Beweise dafür, dass Arbeit über ihre Notwendigkeit hinaus sinnvoll sein und dass sie tatsächlich zu den erfreulichsten Aspekten des Lebens gehören kann.

Manchen Kulturen gelang es, die alltäglichen Pflichten und Tätigkeiten zu weitgehend freudigen Aktivitäten zu gestalten. Es gibt auch heute noch genügend Gruppen, in denen Arbeit und Familienleben produktiv und zugleich harmonisch miteinander verbunden sind. In den hochgelegenen Bergtälern der Alpen beispielsweise, die von der industriellen Revolution und ihren Folgeerscheinungen bis heute weitgehend verschont blieben, existieren auch in unseren Tagen noch solche Gemeinschaften.

In dieser traditionellen bäuerlichen Umgebung leben die Menschen weitgehend (bis auf ein paar kleine Annehmlichkeiten) so, wie sie seit Jahrhunderten gelebt haben. Das auffallendste an solchen Orten ist, dass die dort Lebenden nur selten zwischen Arbeit und Freizeit unterscheiden. Man könnte sagen, sie arbeiteten jeden Tag sechzehn Stunden, aber ebenso gut könnte man behaupten, dass sie überhaupt nicht arbeiteten.

Als man eine dort lebende Frau namens Serafina fragte, was ihr am meisten Spaß mache, kam die Antwort prompt:

die Kühe melken, sie auf die Weide bringen, die Obstbäume pflegen, Wolle kämmen. Was sie also am meisten genoss, war genau das, was sie ihr ganzes Leben lang getan hatte.

Sie schilderte das so: »Das gibt mir große Befriedigung. Draußen sein, mit den Leuten reden, bei meinen Tieren sein, ich rede mit allen, Pflanzen, Vögeln, Blumen und Tieren. Die ganze Natur ist eine große Gemeinschaft; man sieht jeden Tag, wie sich in der Natur etwas verändert. Man fühlt sich so frisch, rein und glücklich, nur schade, dass man müde wird und abends nach Hause muss.«

Als sie gefragt wurde, was sie tun würde, wenn sie genügend Zeit und Geld hätte, lachte Serafina – und wiederholte die gleiche Liste an Aktivitäten: Sie würde die Kühe melken, sie auf die Weide bringen, den Obsthain pflegen, Wolle kämmen. Der Grund ist allerdings nicht, dass Serafina die Alternativen des Stadtlebens fremd wären.

Natürlich können wir nicht alle in die Berge ziehen, und die meisten würden das wohl auch nicht wollen. Es geht hier auch nur darum, einmal idealtypisch zu zeigen, wie man Zufriedenheit erlangen kann, indem man einer Tätigkeit nachgeht, die sinnvoll und in ökologischer Hinsicht vertretbar ist, die einem Spaß macht und bei entsprechender Lebensführung zudem noch das Auskommen sichert. Das gehört zu den besten Voraussetzungen dafür, an Seele und Leib gesund zu bleiben.

Einmal abgesehen davon, dass viele ihren Beruf nicht vollkommen frei wählen können und gezwungen sind, auch einer weniger angenehmen Tätigkeit nachzugehen, wenn sie überhaupt eine Anstellung finden, können wir doch stets versuchen, aus einer gegebenen Situation das Beste zu machen. Sicher ist es uns nicht immer möglich, etwas an den äußeren Umständen zu ändern. Daran zu arbeiten und mit langem Atem auf eine Verbesserung hinzuwirken ist jedoch eine durchaus lohnenswerte Aufgabe und kann für unser Leben sinnstiftend und somit erfüllend sein.

Es gibt auch Menschen, die ihren Beruf mit allen Pflichten zu freudebringenden Aktivitäten verwandeln. Das gelingt ihnen, indem sie Handlungsmöglichkeiten erkennen, die andere nicht wahrnahmen oder wahrnehmen wollen. Dadurch, dass sie neue Fähigkeiten entwickelten und sich so stark auf ihre Tätigkeit konzentrieren, wird ihr Selbst gestärkt und ist dadurch in der Lage, bereichert daraus hervorzugehen.

Außerdem ist es erhellend, einmal zu erkennen, wie privilegiert man eigentlich ist (siehe zum Beispiel den Kasten »Die Welt als Dorf«). Mit der realistischen Einstellung kann Arbeit also durchaus als erfreulich, als ein großer Lebenszweck empfunden werden; und wenn man etwas gern macht, verleiht es einem immer öfter ein befriedigendes Gefühl.

Die Welt als Dorf

Eine einfache Frage, die man sich stellen könnte, wenn einen mal wieder auf dem alltäglichen Weg zur Arbeit die Unlust zu arbeiten überkommt, ist: Wie viele Menschen auf der Erde würden wohl gern mit mir tauschen, wenn sie könnten?

Als kleine Hilfestellung möchte ich Ihnen die Welt vorstellen, wie sie wäre, wenn wir uns sie als ein Dorf mit hundert Einwohnern vorstellen:[44]

- Wir hätten: 57 Asiaten, 21 Europäer, vierzehn Amerikaner und acht Afrikaner,
- 52 Frauen und 48 Männer,
- 70 Nichtchristen und 30 Christen,
- 89 Hetero- und elf Homosexuelle.
- Fünf Personen besäßen 59 Prozent des gesamten Reichtums.
- 80 lebten in maroden Häusern.
- 70 wären Analphabeten.
- 50 litten an Unterernährung.
- Einer läge im Sterben.
- Drei würden geboren.
- Eine Person hätte einen Universitätsabschluss.

Nun, da ich annehme, dass fast alle von uns Kleidung, ein Dach über dem Kopf und etwas zum Essen haben, sind wir besser dran als 75 Prozent der Weltbevölkerung. Nennt man vielleicht noch ein Bankkonto sein Eigen und hat man etwas Geld in der Tasche, dann gehört man zu den Reichen auf dieser Welt. Hat man noch ein Studium geschafft, fällt man unter zwei Prozent!

Da ich heute Morgen ohne Krankheit aufgewacht bin, bin ich glücklicher als eine Million Menschen, die in den nächsten Tagen sterben werden. Ich habe nie unter Krieg, Hunger oder Einsamkeit gelitten, so wie 500 Millionen Menschen auf diesem Planeten, und wenn man zu seiner Kirche, zu seiner Moschee, zu seinem Tempel oder zu seiner Kultstätte gehen kann, ohne behindert oder getötet zu werden, ist man glücklicher als drei Milliarden Menschen weltweit.

Da ich dies hier lesen kann, gehöre ich nicht zu den Milliarden von Analphabeten; und diese Zeilen teilen mir mit, dass ich mir einmal ganz stark überlegen sollte, ob es mir vielleicht doch viel besser geht, als ich manchmal so denke. Das soll wiederum nicht dazu führen, sich selbstzufrieden zurückzulehnen und in Untätigkeit zu versinken, sondern motivieren, das eigene Aktivitätsniveau zu heben und seine Energien sinnvoller zum eigenen wie zum Wohl anderer einzusetzen.

Je mehr man eine sinnvolle Tätigkeit innerlich als ein Spiel betrachtet – durch Interesse, Vielfalt, angemessene flexible Herausforderungen, deutliche Ziele und unmittelbare Rückkopplung durch die Ergebnisse –, desto mehr hat man Spaß daran. Auch Ihr persönlicher Erfolg im Leben ist genau an die Einstellung zu dem geknüpft, was und letztendlich vor allem wie Sie es tun.

Sollte es mit einer Veränderung der Einstellung zur Arbeit nicht klappen und sehen Sie auch sonst keine Möglichkeit, die aktuellen beruflichen Umstände zu ändern, wäre die logische Konsequenz, sich ein neues Betätigungsfeld zu suchen. Wählen Sie einen neuen Arbeitgeber oder schlagen Sie gegebenenfalls sogar eine andere berufliche Richtung ein. Das ist alles leichter gesagt als getan, werden Sie jetzt denken. Und Sie haben natürlich recht. Dennoch wird dieser Weg in vielen Fällen mit Sicherheit das kleinere von zwei Übeln sein – dann nämlich, wenn die Krankheit, die durch den Dauerstress verursacht wird, das ganze Leben versauert. Und wer weiß, welche neuen Wege sich Ihnen noch erschließen, wenn Sie sich einmal auf den Weg gemacht haben! Oft erkennt man erst im Nachhinein, dass missliche Gegebenheiten einen Kurswechsel veranlasst haben, der dazu führte, dass es einem jetzt doch sehr viel besser geht. Das ist gemeint, wenn es heißt, dass jede Krise auch eine Chance für uns bereithält.

Therapieansätze und Heilmittel

Die Schwedler-Vollmer-Methode

Die Schwedler-Vollmer-Methode gliedert sich zeitlich in drei Phasen auf: die sogenannte Vorkur über sechs Wochen, die Hauptkur auch über sechs Wochen und die anschließende Nachkur über neun Monate mit Beibehaltung der Ernährung nach dem hier vorgestellten Ernährungsplan. Die Kur sollte in jedem Fall unter therapeutischer Begleitung durchgeführt werden.

Mit der *Vorkur* beginnt die Therapie. Orientieren Sie sich bei der Auswahl Ihrer Nahrungsmittel dabei bitte am Abschnitt »Der Ernährungsplan bei Neurodermitis« und der Tabelle »Der Neurodermitis-Ernährungsplan nach Schwedler/Vollmer« im Anhang.

Folgende Medikamente werden über diese sechs Wochen hinweg genommen bzw. verabreicht (konsultieren Sie hierzu Ihren Therapeuten):

- Ledum D6 glob., abends vor dem Schlafengehen 10 Kügelchen unter die Zunge legen und auflösen lassen,
- Rhus toxicodendron D6 glob., 10 Kügelchen morgens nach dem Aufstehen unter die Zunge legen und auflösen lassen,
- Colon suis inj., je V Amp.,
- Coecum suis inj.,
- Hypophysis inj.,

- Glandula suprarenalis inj.,
- Cutis suis inj.,
- Ethanol 30 Prozent, m. d. s., ad 100,0, täglich 1 Teelöffel auf 1 Glas (etwa 150 Milliliter) lauwarmes Wasser über den Tag verteilt schluckweise trinken.

Die Schwedler-Vollmer-Ernährung, wie sie schon in der Vorkur genossen wurde, sollte mindestens ein Jahr lang durchgehalten werden. Ab Beginn der Hauptkur starten auch die übrigen Behandlungen, die im Folgenden besprochen werden. Als Schwerpunkt sehe ich hier die Darmsanierung mittels der Colon-Hydro-Therapie. Als begleitende Maßnahmen sind je nach Disposition und Vorlieben eine Psychotherapie, Autogenes Training, Hypnose, Akupunktur und / oder die Homöopathie zu empfehlen (sprechen Sie sich hierzu und zu den folgenden Medikamentenempfehlungen mit Ihrem Therapeuten ab).

Des Weiteren können Sie die nachstehend aufgeführten Mittel nehmen:

- Lymphomyosot für die sechs Wochen nach Vorschrift einnehmen.
- Sulfur KUF, Reihe Steigerwald, auf 100 Milliliter mit 30 Prozent Ethanol auffüllen, 1 Esslöffel auf 1 Glas Wasser über den Tag verteilt trinken.
- Sollten, was äußerst selten geschieht, starke Verschlimmerungsphasen direkt nach Einnahme auftreten, Sulfurpräparat absetzen und einmalig 10 Kügelchen Camphora D200 einnehmen.
- Basica-Pulver und Luvos-Heilerde über den sechswöchigen Zeitraum nach Vorschrift einnehmen.

– Wobenzym: Kinder nehmen 3 mal 1, Erwachsene 3 mal 2 Dragees eine halbe Stunde vor dem Essen ein.

Je nach Fall kann der Therapeut die Medikamentenauswahl modifizieren, zum Beispiel bei zusätzlichen Problemen wie Kopfschmerzen, Verstopfung oder anderem. Auch die Auswahlkriterien von möglichen Therapien innerhalb der Hauptkur werden von der Erfahrung und den Fähigkeiten des jeweiligen Therapeuten abhängen. Denn multifaktorielle Erkrankungen wie die Neurodermitis benötigen vielfältige Behandlungsmethoden, die der speziellen Problematik des Einzelnen angepasst werden müssen. Jeder Patient ist einmalig! Diese »Devise« gilt auch für die Nachkur, in der vor allem auf die konsequente Ernährung geachtet werden sollte.

Je nach Bedarf bzw. Notwendigkeit können die im Folgenden empfohlenen Maßnahmen auch hier begleitend eingesetzt werden.

Stufe I der begleitenden Behandlungsmethoden

In diesem Teil des Buches werden nun Behandlungsmethoden vorgestellt, die begleitend zur Therapie eingesetzt werden können bzw. sollten. Unter die erste Kategorie fallen solche, die in jedem Fall und gegebenenfalls in Eigenregie durchgeführt werden können. In Stufe II werden Maßnahmen besprochen, die unbedingt von einem Therapeuten ausgeführt werden sollten. Und Stufe III enthält Methoden, die im Einzelfall sinnvoll sein können (besprechen Sie dies am besten mit Ihrem Therapeuten).

Heilmeditation

Meditieren zu können ist – ebenso wie der bewusst steuerbare Atem – ein »Vorrecht«, das in der Natur des Menschen liegt. Ursprünglich als religiöse Übung fernöstlicher Kulturen bei uns bekannt geworden, fand Meditation in der abendländischen Gedankenwelt vielfältigen Anklang, und seit einigen Jahrzehnten hat sie sich jenseits von theologischen Vorstellungen in der Naturheilkunde einen festen Platz erobert.

Je nach dem Ziel, das der Meditierende anstrebt, kann Heilmeditation für ihn entweder ein »Sich-Hineinversenken«, »Sich-Sammeln« oder »Sich-Vorstellen« bedeuten und rückt damit in die Nähe des Autogenen Trainings. Die Grenzen sind somit auch manchmal fließend.

Die Kunst der Meditation besteht vor allem darin, die Phantasie auf ein Thema zu lenken, bei dem sie lange genug verweilen kann, um sich dann allmählich im Körperlichen auszuwirken. Sie folgt dabei dem Naturgesetz der »Verdichtung von Gedanken«. Was man lange genug sorgfältig bedenkt (sich suggeriert), wird am Ende Wirklichkeit. Neu ist diese Erkenntnis nicht. Viele Mütter wenden sie an, ohne die psychosomatischen Zusammenhänge zu kennen, um die Einbildungskraft ihrer Sprösslinge zu aktivieren. Wenn Kinder nicht einschlafen können, weil die Nachglut des Umhertollens sie nicht loslässt, wirkt zum Beispiel das »Schäfchenzählen« binnen weniger Minuten als bewährtes Schlafmittel – vorausgesetzt, es herrscht Stille, und nichts ist da, was ablenken könnte.

Die Heilmeditation nutzt derartige Erfahrungen. Wer sich entschließt, sie anzuwenden, kommt am ehesten zum

Erfolg, wenn er sich unter der Anleitung eines erfahrenen Therapeuten oder durch die Lektüre geeigneter Bücher zunächst mit den diversen Techniken vertraut macht, die dabei helfen, die erforderliche Konzentration aufzubringen. Es ist nämlich nicht unbedingt leicht, sich auf ein einziges Objekt zu konzentrieren, und sei es nur für wenige Minuten. Immer wieder schweifen die Gedanken ab, befassen sich mit anderen Themen und verhindern damit den gewünschten Effekt.

Im Unterschied gegenüber Yoga und gewissen Praktiken der »Oberstufe« des Autogenen Trainings verlangt die Heilmeditation keine anstrengenden Übungen. Man sitzt bequem auf einem Stuhl oder liegt am Boden, wobei man unbequem werdende Haltungen beliebig ändern darf, ohne den Zweck der Übung zu beeinträchtigen. Was auf diese Weise erreicht werden kann, ist dennoch erstaunlich!

Wer es fertigbringt, sich für die Dauer der Meditation gänzlich aus den Alltagsproblemen zu lösen, kann beispielsweise das Phänomen der Imagination (bildhaft anschauliches Erleben) wirkungsvoll einsetzen, um Heilungsprozesse zu beschleunigen, indem er sich »vorstellt«, wie Zellen des Immunsystems mit Krankheitserregern kämpfen und sie »besiegen«.

Ähnlich verhält es sich mit dem noch verblüffenderen Phänomen der Visualisation (intensives Vorstellen). Das aus der Naturphilosophie bekannte Od – jene Aura aus magnetischen Wellen, die den Körper wie einen Heiligenschein umgibt – kann über die Meditation vor dem inneren Auge sichtbar gemacht und für Heilzwecke am eigenen Körper genutzt werden. Bisherige Erfahrungen damit haben ergeben, dass Heilung umso eher erwartet werden darf, je intensiver die Visualisation des Od erlebt wurde.

Aus schulmedizinischer Sicht mögen solche Phänomene als blanker Unsinn abgetan werden, vom Standpunkt der Naturheilkunde aus sind sie das keineswegs. Die Kräfte des Unbewussten, die sich hier machtvoll entfalten, sind nämlich bisher noch wenig bis kaum erforscht.

Selbstverständlich ist die Heilmeditation nicht als Allheilmittel anzusehen, aber da sie ohne Medikamente auskommt, gibt es kaum ein Leiden, bei dem sie nicht angewandt werden kann, um andere Therapien zu unterstützen. Vor allem ist sie leicht erlern- und durchführbar.

Die Bach-Blüten-Therapie

Der poetisch anmutende Name dieser modernen Heilmethode geht auf den britischen Facharzt für Homöopathie Edward Bach (1886–1936) zurück. Seit Jahrzehnten hat seine sanfte Therapie sich besonders in den angelsächsischen Ländern glänzend bewährt.

Die Bach-Blüten-Therapie beruht auf der Erfahrung, dass organische Leiden oft seelischen Konflikten entspringen, die es aufzuspüren und zu lösen gilt, bevor sie körperliche Beschwerden verursachen. Sie ist somit prädestiniert für den Einsatz bei psychosomatischen Krankheiten wie der Neurodermitis.

Wenn jemand klagt, der »Schwung« sei ihm abhandengekommen, nennt er unbewusst beim Namen, um was es geht: Jeder Organismus »schwingt« von Natur aus in aufeinander abgestimmten, zumeist harmonischen Frequenzen. Wenn diese durch äußere Einflüsse durcheinandergeraten, wirkt die Bach-Blüten-Therapie umstimmend. Sie hilft dem Patienten, in sein seelisches Gleichgewicht zurückzufinden, und verhindert dadurch zuweilen das Ausbrechen von krankhaften Zuständen, die sich aus dauerhaft ertragenen seelischen Tiefs entwickeln können.

Wie das möglich ist? Auch Pflanzen »schwingen« von Natur aus in arteigenen feinstofflichen Frequenzen. Wie der Mensch strahlen auch sie Energie aus, und da die Energie der Erde nach einem allumfassenden Schöpfungsplan einer feinabgestimmten Ordnung unterliegt, sind diese Strahlungen kompatibel, sofern sie auf derselben Welle schwingen.

Das Verdienst des Begründers der Bach-Blüten-Therapie besteht darin, einige Wildpflanzen mit hoher Eigenschwingung aufgespürt zu haben – er nannte sie »Frohnaturen der Pflanzenwelt« –, deren Kraft ausreicht, um in Unordnung geratene Schwingungen im menschlichen Energiefeld zu überströmen. Sie spülen gleichsam hinweg, was unsere Missstimmung auslöst. Insofern wirkt diese Therapie vorbeugend, indem sie organische Leiden bereits in jener Phase geringerer Widerstandskraft des Patienten abfängt, die akuten Stadien einer Krankheit oder chronischen Prozessen vielfach erst zum Durchbruch verhelfen würde.

Neben ihrer vorbeugenden, also präventiven Möglichkeiten erweist sich die Bach-Blüten-Therapie immer als empfehlenswert, wenn das Befinden des Patienten auf eine seelische Verstimmung oder negative Gemütslage schließen lässt.

Die Palette der möglichen Gründe ist breit, sie ändert sich mit jeder neu zu bewältigenden Lebensaufgabe und reicht von Examensängsten, Berufs- und Partnerschaftsproblemen über Schlaf- und Potenzstörungen bis zu Sorgen um die Gesundheit. Dazu gehört die Angst vor Krebs, vor

Infektionen, Angst vor dem Alter mit seinen körperlichen und psychischen Beeinträchtigungen, die weniger medizinischer Behandlung als seelischer Zuwendung bedürfen.

Wo jedoch bereits massive Gesundheitsstörungen vorliegen, die bereits medikamentös behandelt werden, aber nicht abklingen, erweisen sich mit Bedacht und Erfahrung ausgewählte Bach-Blüten-Konzentrate mitunter als »seelische Gleitschiene«, auf der es gelingt, die körperlichen Gebrechen überraschend schnell zu überwinden.

Wer sich diesem Heilverfahren anvertraut, tut gut daran, seine Erinnerung so weit wie irgend möglich aufzufrischen; denn vom lückenlosen Offenbaren der eigenen Krankengeschichte, der Anamnese, hängt es zum großen Teil ab, ob es dem Therapeuten auf Anhieb gelingt, aus dem Blütenreigen der Bach'schen Medikamente jenes eine oder jene Kombination zu wählen, deren feinstoffliche Energiestrahlung den vorhandenen Zustand am ehesten in harmonische Bahnen zu lenken vermag. Auch hier ist die Kinesiologie wieder sehr hilfreich (siehe den Abschnitt »Der kinesiologische Muskeltest«).

Idealerweise wird dieses Ziel in Verbindung mit der homöopathischen Heilmethode erreicht; denn beide Verfahren behandeln nicht die Symptome, sondern deren tiefer liegende Ursachen. Und: Sie ist ebenso leicht anwendbar.

Schüßler-Salze

Die sogenannte »Biochemische Heilweise« nach Dr. med. Wilhelm Heinrich Schüßler (1821–1896), einem homöopathischen Arzt, beruht auf der in Jahrzehnten ärztlicher Praxis gesammelten Erfahrung, dass manche Krankheiten auf einem Mangel an bestimmten Mineralien beruhen und durch Verabreichen dieser Stoffe in homöopathisch geringer Dosierung geheilt werden können. Dr. Schüßler verordnete seinen Patienten die jeweils fehlenden Mineralien in Form von Salzen und erzielte überraschende Heilerfolge damit.

Ähnlich wie Samuel Hahnemann (1755–1843), der Begründer der Homöopathie, ließ er die Grundsubstanzen im Verhältnis von 1:10 so innig und zeitaufwendig mit Milchzucker verreiben, dass sie in der hochverdünnten (Minus-) Potenz ganz anders zu wirken vermochten als im Urzustand (siehe auch den Abschnitt »Homöopathisch-individuelle Heilverfahren«). Um das zu verstehen, muss man sich vor Augen halten, dass die außerordentliche Verdünnung homöopathischer Medikamente dem winzigen Organismus der Körperzelle angepasst ist. Ebenso wenig, wie das aus der Bibel sprichwörtliche Kamel durch ein Nadelöhr geht, können konzentrierte Wirkstoffe ins Innere von Körperzellen gelangen. Je höher die Verdünnung, umso sicherer erreichen sie ihr Ziel und vermögen umzustimmen, was verstimmt, zu heilen, was erkrankt ist.

Nachdem wir durch die eindrucksvollen Ergebnisse naturwissenschaftlicher Forschung heute wissen, in welch unvorstellbar minimalen Mengen gewisse körpereigene Säfte, zum Beispiel Hormone, Erstaunliches bewirken, können die Heilverfahren Schüßlers und Hahnemanns nicht mehr einfach als sogenannte Außenseitermethoden abgetan werden. Die Schulmedizin hat einsehen müssen, dass biochemisch und homöopathisch »minuspotenzierte«, also hochverdünnte Mittel in manchen Fällen überraschend heilsam wirken, wo allopathisch verordnete Medikamente versagen oder leider zu häufig bedenkliche Nebenwirkungen auslösen.

Im Unterschied zur Homöopathie, die allein mit der Vielzahl pflanzlicher Heilmittel über eine Vielzahl höchst wirksamer Arzneien verfügt, kommt die »Biochemie« Schüßlers mit einem runden Dutzend biochemischer Salze aus, die allesamt mit Milchzucker verrieben und entweder pulverförmig oder als Tabletten eingenommen werden.

Der Patient wird aufgefordert, die leicht süß schmeckenden Substanzen nicht sogleich zu verschlucken, sondern so lange wie irgend möglich im Mund zu behalten, denn alle »potenziert« verabreichten Heilmittel werden am ehesten über die Mundschleimhaut aufgenommen und dadurch direkt ins Blut geleitet. Ein erfahrener Therapeut vermag auf diese Weise bei richtiger Auswahl und Dosierung erstaunliche Heilerfolge zu erzielen. Jedes der zwölf biochemischen Salze deckt mit seinem Wirkungsspektrum eine ansehnliche Zahl körperlicher Gebrechen ab, so dass nur selten mehr als zwei verschiedene Salze verordnet werden müssen. Dennoch muss die Wahl des Mittels individuell getroffen werden. Alle Salze haben den Vorzug, schnell und sicher zu wirken, angenehm zu schmecken und dazu noch sehr preiswert zu sein. So gesehen, könnte die Wiederbelebung dieser leider etwas in den Hintergrund geratenen Therapie einen willkommenen Beitrag zur Kostendämpfung im Arzneiwesen leisten.

Der Brottrunk

Der Brottrunk ist ein milchsäurehaltiges Lebensmittel. Das Verfahren, saisonabhängige pflanzliche Lebensmittel wie zum Beispiel Weißkohl oder Schnittbohnen durch Einlegen in Holzfässer oder Tontöpfe so haltbar zu machen, dass ein bis zur nächsten Ernte reichender Vorrat angelegt werden kann, war schon im Altertum bekannt. Über die Aktivität von Bakterien bei diesem Verfahren wissen wir seit Louis Pasteur (1822–1895) Näheres. Wir profitieren dabei von dem allenthalben in der Natur anzutreffenden dualistischen Prinzip, dass zwei gegensätzlich wirkende Kräfte einander in Schach halten: Dem vorschnellen Zersetzen des Ernteguts durch Fäulnisbakterien wirkt die milchsaure Gärung mit Hilfe anderer Bakterienarten entgegen.

Ähnliche Vorgänge spielen sich im menschlichen Verdauungssystem ab, wo das milchsaure Milieu der oberen Dünndarmschlingen verhindert, dass die in den unteren Partien des Darmtrakts angesiedelten Zersetzungserreger sich magenwärts ausbreiten. Bei milchsauren Speisen handelt es sich nicht um Milchprodukte, wie der Name vermuten lässt. Er rührt vermutlich daher, dass diese lebenswichtige Säure – übrigens schon 1780 – erstmals in saurer Milch entdeckt wurde. In den eingangs erwähnten Nahrungsmitteln befindet sie sich ebenfalls und entfaltet als körpereigene Substanz ihre Schutzwirkung gegen Krankheitskeime im Mund ebenso wie in den weiblichen Genitalien.

Wo milchsauer vergorene Lebensmittel täglich verzehrt werden, dienen sie nicht nur allein der Ernährung, sie fördern zudem Gesundheit und Wohlbefinden. Zum Beweis dafür wird gewiss mit Recht auf die langlebige bäuerliche Bevölkerung der Balkanländer und agrarisch geprägter Regionen Mittelasiens hingewiesen, wo diese Lebensmittel bevorzugt verwendet werden und wo Zivilisationskrankheiten wie eben die Neurodermitis, die bei uns zu den alltäglichen Übeln zählen, unbekannt sind.

Der therapeutische Wert des Brottrunks beruht auf seinem Gehalt an physiologisch aktiven Bakterien. Sie wandeln die Kohlenhydrate des Brots in Milchsäure um. Dabei werden Mineralien freigesetzt und eine Reihe lebenswichtiger Vitamine erzeugt, die den Stoffwechsel und nahezu alle davon abhängenden Körperfunktionen nachweisbar günstig beeinflussen. Milchsäure ergänzt und verjüngt die im Darm ohnehin vorhandene Flora verwandter Bakterien. Zugleich hemmt sie das Wachstum von Fäulniserregern, die bei zu eiweißreicher Nahrung leicht überhandnehmen. Den heutigen Formen gestörter Verdauung wie Stuhlverstopfung (Obstipation), übermäßigem Aufblähen der Gedärme mit Zwerchfellhochstand (Roemheld-Syndrom) und dadurch hervorgerufenen Herzbeschwerden kann eine Kur mit Brottrunk und Fermentgetreide zuverlässig entgegenwirken.

Wo sich bereits andere Leiden eingestellt haben, mit denen der Körper auf ungenügende Entgiftung reagiert (zum Beispiel allergisch-entzündliche Hautreaktionen wie Neurodermitis), ist das Umstimmen des Organismus im Sinn dieser Kur eine gute Grundlage zur Therapie, sofern keine Unverträglichkeiten gegen die Inhaltsstoffe vorliegen.

Eine ähnliche Wirkung erzeugen Sie auch mit dem Teepilzgetränk Kombucha. Auch dieses setzt Kohlenhydrate um und erzeugt während des Umwandlungsprozesses sehr wichtige und hilfreiche Vitamine, Mineralstoffe, Enzyme, organische Säuren und Spurenelemente.

Vorsicht beim Einkauf!

Bei allen Fertigwaren, die Sie verzehren möchten, sollten Sie stets auf die Inhaltsstoffe achten – schon allein wegen möglicher Allergien! Dies gilt auch für diese Produkte.

Die Reflexzonentherapie am Fuß

Auch die Fußreflexzonentherapie, die auf altbewährten Erfahrungen beruht, wird erst in den letzten Jahrzehnten wieder zunehmend angewandt. Sie basiert auf der Erkenntnis, dass zwischen bestimmten Regionen der Füße und speziellen Organen und Teilen des übrigen Körpers Zusammenhänge bestehen, die sowohl therapeutisch als auch diagnostisch nutzbar sind.

Den Anlass, diese Beziehungen zu erforschen, gab der amerikanische Arzt Dr. William Fitzgerald (1872–1942). Er kannte die Zusammenhänge aus der indianischen Volksmedizin und legte ein schematisch gezeichnetes Körperbild vor, das in zehn vertikale Zonen eingeteilt ist. Aufgrund eigener Beobachtungen beschrieb er, dass die in den Längszonen angesiedelten Organe an den Füßen reflektorisch nachweisbar sind.

Das interessierte vor allem Masseure, die dank der Nachweise Fitzgeralds nun genauere Anhaltspunkte besaßen, um eigene Beobachtungen und Erfahrungen weiter auszubauen; denn schon immer hatten manche Klienten behauptet, gewisse Druckpunkte an den Fußsohlen fänden im Organismus Widerhall. Das ist mittlerweile nicht mehr als »Einbildung« abzutun. Inzwischen steht längst fest, dass alle Körperorgane in den Zonen am Fuß, denen sie zugeordnet sind, tatsächlich reflektiert werden. Das Gesamtbild des Körpers ist in verkleinertem Maßstab an den Fußsohlen wiederzuerkennen. Doppelt angelegte Organe, zum Beispiel die Nieren, haben in beiden Füßen Reflexzonen, während die Milz nur im linken, die Leber hingegen nur im rechten Fuß reflektiert.

Auch die Querzonen lassen sich auf die Fußsohlen übertragen. Die obere, etwa in Höhe des Schlüsselbeins abschließende, findet ihre Begrenzung in den Grundgelenken der Zehen, die mittlere ist dem Mittelfuß zugeordnet, und die Organe unterhalb der Gürtellinie korrespondieren mit dem rückwärtigen Teil des Fußes.

Auf dieser Erfahrung basierend, arbeitet die Reflexzonentherapie. Wenn die Fußsohle im Hinblick auf ihre Beziehungen im Organismus behutsam massiert oder abgeklopft (palpiert) wird, geben empfindliche Druckpunkte mehr oder weniger schmerzhafte Hinweise darauf, dass an Körperstellen, deren Zustand sie widerspiegeln, Störungen oder organische Leiden bestehen. Ursachen, Umfang und weitere Einzelheiten sind aus den Reflexen jedoch nicht erkennbar. Es kann sich um eine im Ausbruch befindliche oder abklingende Erkältung handeln, vielleicht auch um eine bald vorübergehende Verstimmung im Verdauungstrakt. Mitunter wird nur eine gegenwärtig bestehende Übermüdung reflektiert. Ebenso gut kann eine akute Entzündung oder ein chronischer Krankheitszustand vorliegen, den der Patient noch nicht spürt, obwohl die zugehörige Reflexzone bereits schmerzhaft reagiert. Völlig gesunde Körperzonen lösen keinerlei Reflexe aus.

Kleine Unpässlichkeiten verschwinden bald, wenn man die Reflexzonen entsprechend stimuliert, wogegen ernsthafte Störungen wiederholter Behandlung bedürfen. Die Anwendungsmöglichkeiten dieser Therapie sind vielseitig. Beispielsweise zur Nachsorge, wenn schmerzhafte Heilungsvorgänge nach chirurgischen Eingriffen (Blinddarm, Galle, Rachenmandeln) nur zögernd abklingen.

Die eigentliche Stärke der Reflexzonenmassage liegt jedoch in der selbständigen Behandlung von gestörten Organsystemen wie zum Beispiel den Atemwegen, der ableitenden Harnwege und des Verdauungstraktes, die wie gesagt ja mit Hautkrankheiten wie der Neurodermitis in Verbindung stehen. Aber auch akute und chronische Erkrankungen des Knochengerüsts reagieren günstig auf die Massage ihrer Reflexpunkte am Fuß.

Selbst bei schwerstkranken Patienten, deren Leiden als unheilbar gelten oder nach dem gegenwärtigen Stand der Heilkunst (noch) nicht heilbar sind, können schmerzhafte Begleitumstände durch Behandlung der Reflexpunkte am Fuß gemildert oder nachlassende Funktionen, wie etwa die Kontrolle der Schließmuskeln von Blase und Darm, deutlich verbessert werden. Aber mir sind auch mehrere Fälle an Neurodermitis Erkrankter bekannt, die auf diese Therapie sehr gut angesprochen haben.

Die Klimatherapie

Der Einfluss des Klimas auf die menschliche Gesundheit war bereits den Ärzten des Altertums bekannt. Schon Hippokrates (460–370 v. Chr.) hat sich in seinen Schriften damit befasst, und spätestens seit Beginn unserer Zeitrechnung sind in den Mittelmeerländern Schiffsreisen gegen Tuberkulose empfohlen worden.

Die heutige Klimatherapie geht auf den Naturforscher Alexander von Humboldt (1769–1859) zurück, dem die heilsame Wirkung auffiel, die bei bestimmten Krankheiten von der Luftveränderung ausgeht. Es wird ein Ortswechsel in eine andere als die gewohnte Umgebung verordnet, zum Beispiel vom Mittelgebirge an die Nord- oder Ostsee, vom

Tiefland ins Hochgebirge oder umgekehrt. Das therapeutische Ziel bestand ursprünglich darin, Kranke einem »Reizklima« auszusetzen, um ihre Widerstandskraft zu mobilisieren, oder Genesenden ein »Schonklima« angedeihen zu lassen, in dem sie sich besser erholen können. Für beide Zwecke kommt der Jahreszeit eine besondere Bedeutung zu.

In neuerer Zeit geht es häufig darum, bestimmte Klimafaktoren auszuschalten, die den Patienten an seinem Wohnort übermäßig belasten. Bei chronischen Leiden besteht der Sinn einer heilklimatischen Behandlung darin, die natürlichen Heilkräfte des Patienten anzuregen. Klimatische Reize müssen, um ihre Wirkung voll zu entfalten, Gegenreaktionen auslösen, sie müssen »greifen«. Der Erfolg setzt nicht sofort ein, sondern erst nach tagelangem Erleben des veränderten Klimas. Im Allgemeinen sind vier Wochen erforderlich, um länger anhaltende Erfolge zu erzielen.

Natürliche Schutzmechanismen, über die der Organismus verfügt, werden nämlich durchs tägliche Erleben von ungewohntem Klima in ähnlicher Weise beeinflusst, wie etwa ein Sportler durch häufiges Trainieren seine Kondition verbessert. Wer beispielsweise in der Norddeutschen Tiefebene lebt und an Blutarmut leidet, worunter ein Mangel an roten Blutkörperchen zu verstehen ist, atmet im geringeren Sauerstoffangebot im Höhenklima zwangsläufig tiefer durch. So erleichtert seine verbesserte Lungentätigkeit die Arbeit des Herzens, was dem Kreislauf und damit dem gesamten Organismus zugutekommt. Unter den Leiden, die durch Höhenklima günstig beeinflussbar sind, werden Asthma – das ja eine direkte Korrelation zur Neurodermitis aufweist – und Bronchitis am häufigsten genannt.

Für Patienten aus dem Binnenland kann ungewohntes

Küstenklima, besonders an der Nordsee, ebenso nützlich sein. Nur dort, in der Brandungszone, ist die Luft von feinzerstäubtem Meerwasser, dem maritimen Aerosol, erfüllt, das vom Seewind emporgetragen wird und auf erkrankte Atemwege eine heilsame Wirkung ausübt. Sie hält umso länger an, je gründlicher es dem Patienten gelingt, sich im Reizklima der Küste abzuhärten. Wo es darum geht, Patienten mit erkrankten Atemwegen durch den Ortswechsel von belastenden Klimafaktoren am Wohnort zu befreien, können die Luftverschmutzung in den Großstädten und Industriegebieten als auch jahreszeitlich bedingte, ungünstige Wetterlagen wie Nebel oder Schwüle den Anlass dafür bieten.

In solchen Fällen gewähren bereits die leicht erreichbaren deutschen Mittelgebirge mit ihren Höhen zwischen 400 und 600 Metern oder waldreiche Regionen spürbare Erleichterung. Bei kurzen Urlaubszeiten kann es sich durchaus lohnen, sie gegenüber ferneren Zielen vorzuziehen.

Während der warmen Jahreszeit oder in südlichen Ländern gilt das Sonnenbaden im Freien (Heliotherapie) nach wie vor als empfehlenswerte Heilmethode, die sich bei gewissen Hautkrankheiten wie zum Beispiel der Schuppenflechte oft bewährt hat.

Allerdings muss beachtet werden, dass pigmentarme Haut, die meist mit rötlichem Haar genetisch gepaart auftritt, auf ultraviolette Strahlung allergisch reagiert. Patienten mit dieser Anlage vertragen den Aufenthalt im Freien nur, wenn sie nicht direktem Sonnenlicht ausgesetzt sind. Im Allgemeinen wissen das die Betroffenen. Hier sei nur daran erinnert, dass die handelsüblichen »Lichtschutzmittel« gegen den Sonnenbrand nur selten ausreichend schützen.

Der Nachteil solcher Ortsveränderungen ist allerdings der, dass nach der Heimreise meistens wieder der Status quo ante eintritt, sich also der frühere Zustand wiederherstellt. Wenn keine weiteren Maßnahmen ergriffen werden, bringt der Ortswechsel allein somit nur vorübergehend Linderung.

Die Kneipp-Therapie

Das von dem Priester Sebastian Kneipp (1821–1897) begründete Naturheilverfahren gewinnt immer noch an Bedeutung. Der Kneipp-Kurort Bad Wörishofen hat sich zu einem Weltbadeort entwickelt, und in unzähligen Kliniken und Naturheilpraxen werden Kneipp'sche Anwendungen verordnet.

Die Behandlungsmethode besteht vornehmlich darin, mit kaltem Wasser auf die Haut einzuwirken. Dadurch wird die Blutzirkulation gefördert, und zwar nicht allein in der Haut, sondern auch in tiefergelegenen Körperzonen werden Vorgänge angeregt, wodurch es in manchen Fällen bei aussichtslos erscheinenden Krankheiten zu überraschenden Heilerfolgen kommt. Einen solchen Heilerfolg erlebte Sebastian Kneipp am eigenen Leibe. Während des Studiums in Dillingen erkrankte er an Lungentuberkulose, die damals als unheilbar galt. Es schien, dass er mitten im Semester abbrechen und sein Berufsziel, Priester zu werden, aufgeben musste. Da fiel ihm der Neudruck einer hundert Jahre alten Broschüre über »Die Heilkraft frischen Wassers« in die Hand, deren ärztlicher Verfasser, Johann Siegmund Hahn, dereinst Leibarzt des Polenkönigs Jan Sobieski gewesen war. Was er darin las, faszinierte ihn so sehr, dass er beschloss, den Ratschlägen Hahns zu folgen. Wochenlang stieg er abendlich in die eiskalte Donau und wärmte sich anschließend mit kilometerlangen Dauerläufen wieder auf. Als er sich nach einiger Zeit dem Arzt vorstellte, war seine Tuberkulose deutlich im Abklingen begriffen.

Der Erfolg gab ihm recht. Als Pfarrer Kneipp im Alter von 76 Jahren in Wörishofen starb, ergab eine fachärztliche Nachschau (Autopsie), die er noch zu Lebzeiten verfügt hatte, dass die Lungentuberkulose seiner Studienjahre vollständig ausgeheilt war.

Heute umfasst die Kneipp-Therapie neben Wasseranwendungen, die nach wie vor den Kern der Methode ausmachen, auch Behandlungen mit Heilkräutern, Bewegungsübungen und das weite Feld der sogenannten Ordnungstherapie, die sich im Sinn der Ganzheitsmedizin auch der geistig-seelischen Bindungen im Körpergeschehen annimmt. Als Ergebnis jahrzehntelanger Erfahrung und ausgiebiger Forschung stehen heute mehr als hundert Formen von Wasseranwendungen bereit.

Da die ausgeheilte Lungentuberkulose von Pfarrer Kneipp nach der Autopsie von 1897 außer Zweifel stand, war unwiderleglich bewiesen, dass selbst ein so hartnäckig therapieresistentes Leiden durch die Heilkraft des Wassers in Verbindung mit den Selbstheilungskräften des Körpers besiegt werden kann.

Auf dieser Erkenntnis beruhen die Kneipp'schen Güsse. Ihre· Besonderheit liegt darin, dass die oben erwähnten Hautreize mit einem beinah drucklosen Wasserstrahl erzeugt werden (keine Brause), wie man ihn zu Lebzeiten Kneipps noch aus der Gießkanne fließen ließ. Als Voraussetzung für alle Güsse gilt normale Körpertemperatur des Patienten; er soll weder frösteln noch kalte Füße haben. Die

Raumtemperatur ist dem angepasst, und Zugluft gibt es nicht. Bei kalten Güssen, die nicht länger als 40 bis 60 Sekunden dauern, beträgt die Wassertemperatur in der Regel 10 bis 12 Grad Celsius. Niemals wird ein Schreckeffekt angestrebt. Die Behandlung beginnt stets im Sinne vorsichtigen »Heranschleichens« an weniger kälteempfindlichen Stellen.

Es gibt Teilgüsse für einzelne Körperregionen (Knieguss, Schenkelguss) und Vollgüsse mit vielerlei Variationen, die dem Bedarf des Patienten angepasst sind. Für Teil- oder Vollbäder entsprechen die Einrichtungen selbstverständlich dem heutigen Stand der Sanitärversorgung. Die Wassertemperatur kann nach Bedarf beliebig gewählt und verändert werden. Kalte Bäder (10 bis 12 Grad) dauern bis zu 20 Sekunden, und warme Bäder (32 bis 40 Grad) genießt man, solange man mag.

Kneipp hat seine Wasseranwendungen, Güsse, Bäder, Waschungen und Wickel nie als Allheilmittel angepriesen. Der Naturheilkunde eng verbunden, machte er reichlich Gebrauch von Heilkräutern. Oft sprach er von »des Herrgotts großer Apotheke«, aus der man sich nur in der rechten Weise zu bedienen brauche. Wo immer es ihm geraten erschien, empfahl er die Heilkraft von Kamille, Fenchel, Lindenblüten und all der anderen Pflanzen, die sich durch milde Heilwirkung auszeichnen und als Tee oder Kräuterpackung noch heute einen hohen Stellenwert in der Kneipp-Kur besitzen.

Erkrankungen des Verdauungstrakts reagieren günstig auf Salbei, Wermut, Tausendgüldenkraut, Kümmel und Fenchel, aber unter günstigen Umständen können auch Kamille und Melisse schon Heilung bewirken. Schlafstörungen und allerlei Angstzuständen kann mit Baldrian, Hopfen, Melisse und Johanniskraut erfolgversprechend entgegengewirkt werden.

Einzelne dieser Heilkräuter, zum Beispiel die Kamille, sind mit Hilfe der Chemotechnik auf ihre wirksamen Inhaltsstoffe hin erforscht worden, und diese stehen längst in »chemisch reiner Form« als Standardpräparate zur Verfügung. Die Naturheilkunde zieht es jedoch vor, pflanzliche Heilmittel nicht chemisch zerlegt oder gar synthetisch »nachgebaut«, sondern in der natürlichen Zusammensetzung anzuwenden.

Der in Kneipp-Kuren integrierten Heilgymnastik kommt besondere Bedeutung zu, weil Wasseranwendungen Reize setzen, die im Sinn von Ganzkörperbehandlung durch Muskeltraining beantwortet und ausgeglichen werden sollen.

Normalerweise wirkt Bewegungstherapie vorbeugend, aber sie fördert auch Erholung und Wiederherstellung. Nicht allein Herz und Kreislauf werden dadurch angeregt, auch das vegetative (dem Willen nicht unterworfene) Nervensystem, die innersekretorischen Drüsen und der gesamte Energiehaushalt profitieren davon. Welche Bedeutung dies alles auch für Neurodermitiker hat, wurde in diesem Buch ja schon mehrmals angesprochen.

Wenn die Muskulatur berufsbedingt einseitig oder nur wenig beansprucht war, erfolgt hier ein teilweiser Ausgleich. Kräftigere Durchblutung stärkt schlaff gewordenes Gewebe, und alle inneren Organe beziehen über das Verbundnetz des Nervenkostüms ihren Gewinn an den Vorzügen, die der heilgymnastische Teil der Kur vermittelt. Dazu gehören, je nach Befinden und Vorliebe des Patienten, vielerlei herkömmliche Sportarten wie Radfahren,

Schwimmen, Wandern, Skiwandern und Waldlauf, um nur einige zu nennen. Bei älteren Menschen, die meist unter Durchblutungsstörungen leiden, wirkt sich die durch Bewegung erzielte Verbesserung der Muskulatur besonders vorteilhaft aus. Die heilgymnastischen Reize können nämlich im Rahmen der Kur so dosiert werden, dass der Patient niemals übermäßig angestrengt wird, aber andererseits seine körperliche Leistungsfähigkeit eine im Alter meist willkommene Steigerung erfährt.

Eine vollkommen andere Bedeutung als zu Lebzeiten Kneipps kommt heute der Ernährung zu. Damals war die Unterernährung weiter Bevölkerungskreise ein Problem, das sich heute im umgekehrten Sinne darstellt.

Die Wasseranwendungen sind zwar leicht zu erlernen, man sollte sich allerdings intensiv damit beschäftigen und / oder sich erst einmal die Güsse von einer Fachkraft vorführen lassen, statt dass man unkontrolliert loslegt.

Stufe II der begleitenden Behandlungsmethoden

Die folgenden Therapievorschläge wurden je nach Fall des Öfteren erfolgreich bei an Neurodermitis erkrankten Patienten eingesetzt. Sie bedürfen allerdings im Besonderen der fachkundigen Anwendung, und letztlich muss hier der jeweilige Therapeut abschätzen, ob, wie und mit welcher Häufigkeit die jeweilige Therapie bei dem betreffenden Patienten sinnvollerweise einzusetzen ist. Man sollte von Selbstversuchen absehen, wenn man selbst auf keine ausreichenden Kenntnisse und Fertigkeiten bei den jeweiligen Methoden zurückgreifen kann!

Die Pflanzenheilkunde

Das Wissen um die Heilkraft vieler Pflanzen ist so alt wie die Geschichte der Menschheit. Wenn wir heute pflanzliche Heilmittel anwenden, nehmen wir die erhoffte Wirkung als selbstverständlich an und bedenken nicht, dass unser Wissen zum großen Teil auf Erfahrungen heilkundiger Gelehrter zurückgeht, die lange vor Beginn unserer Zeitrechnung lebten. Und auch sie haben vieles nur überliefert, was ihnen aus noch älteren Quellen zufloss.

Über Jahrtausende hinweg haben alle Generationen und Kulturkreise zu dem Erfahrungsschatz beigetragen, den die Pflanzenheilkunde für die vielfältigen Teilgebiete der Medizin bereithält, und die pharmazeutische Forschung unserer Zeit bemüht sich mit beachtlichem Erfolg, die natürlichen Wirkstoffe der Heilpflanzen schonend zu isolieren, damit sie in reiner Form und beständig gleichbleibender Qualität zur Verfügung stehen.

Diese Errungenschaft neuerer Zeit beruht auf der Erkenntnis, dass der Wirkstoffgehalt von Heilpflanzen nicht allein saisonbedingten Schwankungen unterliegt. Bei Pflanzen derselben Art, die zu verschiedenen Zeiten (auch Tageszeiten) an verschiedenen Standorten gesammelt wurden, ist der Gehalt an heilenden Substanzen in Abstufungen zwischen »beinahe null« und »überaus reichlich« anzutreffen.

Kräuter, die am Waldrand in gesunder Umgebung keimten, sind zwangsläufig besser entwickelt als andere, die sich auf Schutthalden angesiedelt haben, wo sie tagaus, tagein den giftigen Abgasen des Verkehrs ausgesetzt sind.

Längst ist es üblich, Heilpflanzen, die in größeren Mengen benötigt werden, in gesund gebliebenen Regionen chemiefrei anzubauen, damit ihre heilsamen Substanzen unbeeinflusst von Kunstdünger und Pestiziden gewonnen werden können. Die Pflanzenchemie ist bestrebt, den Feinbau dieser Substanzen bis ins kleinste zu erforschen. Dabei werden oft Dutzende von Bestandteilen entdeckt und isoliert, deren Eigenschaften bisher zum Teil nur oberflächlich analysiert wurden, die aber erst im naturgegebenen Zusammenklang die aus der Erfahrung bekannte Heilwirkung auslösen. Das Ziel ist, diese in den Pflanzen meist nur in winzigen Spuren vorhandenen Begleitsubstanzen ihrer Geheimnisse zu entkleiden und sie womöglich als eigenständige Heilmittel zu definieren, damit sie, auf synthetischem Wege nachgebaut, für spezielle Zwecke der Medizin in ausreichender Menge zur Verfügung stehen.

Wie nützlich und notwendig solche Forschungen sind, zeigt allein die Tatsache, dass uns immer noch Wirkstoffe fehlen, womit bestimmte Krankheiten verhindert oder überwunden werden können. Hier ergeben sich Berührungspunkte mit der Homöopathie, die nicht müde wird, darauf hinzuweisen, dass gerade in dem spurenhaft winzigen Vorkommen mancher Stoffe ihre Wirksamkeit begründet liegt.

Pflanzliche Mittel sollten nur nach fachkundiger Anleitung angewendet werden, denn manche Pflanzen sind leicht einzusetzen, manche nicht. Auch die Zubereitungsart bei jeder Sorte kann variieren. Fragen Sie zumindest Ihren Apotheker nach Eignung und Anwendung des Mittels Ihrer Wahl. Bei einfachen Fehlern ist es manchmal mit einem längeren Aufenthalt auf dem Örtchen getan, bei schwereren Fehlern sind allerdings ernstere Konsequenzen möglich.

Die Akupunktur

Die fernöstliche Heilmethode der Akupunktur ist schon vor über 5000 Jahren in China angewandt worden. Sie beruht auf Wahrnehmungen, die man zuweilen bei sich selbst treffen kann. Man kratzt sich irgendwo, und im gleichen Augenblick kommt von einer entfernten Körperstelle als Antwort ein schwacher Juckreiz, der schon wieder abklingt, kaum dass er zu spüren war. Wie ist das zu erklären?

Die chinesische Medizin lehrt aufgrund uralter Erfahrung, dass es an der Körperoberfläche einige hundert unsichtbare Reizpunkte gibt, die sowohl untereinander als auch mit inneren Organen über feinstoffliche Kanäle (Meridiane[45]) in Verbindung stehen. Von diesen Punkten aus können krankhafte Vorgänge im Körper durch Einstiche dünner Nadeln aus Edelmetall heilsam beeinflusst werden.

Von geübter Hand sachkundig angewandt, ist das Verfahren völlig harmlos und ohne Nebenwirkungen. Die Nadeln, zum Teil aus purem Gold oder Silber, bleiben unterschiedlich lange stecken – meist nur einige Minuten. Mitunter spürt der Patient schon nach der ersten Sitzung, dass seine Beschwerden nachlassen. Chronische Leiden, wie zum Beispiel Asthma, Migräne, schmerzhafte Entzündungen im Verdauungstrakt, an Magenschleimhaut und Gallenblase – die bei manchen Patienten als aussichtslos galten –, wurden mit dieser Behandlungsmethode geheilt. Man kann sogar das Schmerzempfinden mit Akupunkturnadeln ausschalten, so dass es möglich ist, einen Patienten, der aus irgendwelchen Gründen nicht in Narkose versetzt werden kann oder will, bei vollem Bewusstsein völlig schmerzfrei chirurgisch zu behandeln.

Mit Ohrakupunktur und Elektroakupunktur, die ohne Nadeln auskommen, sind die Behandlungsmöglichkeiten in den letzten Jahrzehnten erweitert worden, und an einigen Universitäten wird sowohl eifrig auf diesem Gebiet geforscht als auch Gelegenheit geboten, die praktische Anwendung dieser Verfahren kennenzulernen. Trotz alledem steht die westliche Medizin der Akupunktur immer noch mit gewissen Vorbehalten gegenüber, weil jene Reizpunkte und Meridiane, an denen sie – wie Perlen an Schnüren aufgereiht – den Körper überziehen, zwar unzweifelhaft vorhanden, aber weder sichtbar noch mit anderen in der exakten Wissenschaft üblichen Methoden nachweisbar sind.

In dieser Hinsicht deutet sich allerdings ein Fortschritt an, seit der Nachweis erbracht wurde, dass gewisse, äußerlich nicht sichtbar veränderte Hautareale – die schon von dem britischen Neurologen Sir Henry Head (1861–1940) entdeckten und nach ihm benannten Zonen – zu Krankheitsvorgängen im Körperinnern Beziehung haben.

Wie die meisten alternativen Therapierichtungen ist die Akupunktur in vielen Fällen eine willkommene Ergänzung, zumal sie ohne weiteres mit anderen Heilverfahren kombiniert werden kann.

Die Colon-Hydro-Therapie

Probleme, die mit der Verdauung zusammenhängen, kommen aus naheliegenden Gründen nur selten zur Sprache. Im Allgemeinen ist einem Patienten nichts unangenehmer als der Gedanke an Klistierspritzen oder Einläufe, die er womöglich noch aus frühkindlichen Erlebnissen in unguter Erinnerung hat.

Bei einer Fastenkur, wo der gesamte Verdauungstrakt auf Sparflamme läuft, ist mancher auf das »anrüchige« Thema noch am ehesten ansprechbar und nachher froh, dem Vorschlag zu einer gründlichen Darmreinigung zugestimmt zu haben.

Dickdarmspülungen waren schon im Altertum üblich, um bei Stuhlverstopfung sofortige Abhilfe zu schaffen. Das Verfahren hat sich bis heute kaum geändert, nur ist es mit moderner Technik wirksamer geworden und völlig frei von unangenehmen Begleitumständen.

Der Patient liegt entspannt und zugedeckt auf dem Rücken. In seiner Analöffnung steckt ein kurzes, steriles Einmalrohr, das für Zulauf und Ablauf mit zwei ebenfalls sterilen Einmalschläuchen verbunden ist.

Die Spülung beginnt bei schwachem Wasserdruck mit körperwarmem Wasser (37 Grad Celsius), wobei die Temperatur den Bedürfnissen des Patienten zwischen 25 und 41 Grad angepasst werden kann. Gleichzeitig setzt eine sanfte, aber tiefgehende Massage des gesamten Bauchraums ein, um Verspannungen zu lösen, alte Kotablagerungen zu lockern und hinauszubefördern. Selbst Divertikel[46] werden in Bewegung gebracht.

Abwechselnd mit tiefgehender Massage, Wasserfüllungen und leichten Schaukelbewegungen des Bauchs lösen sich auf solche Weise Brocken für Brocken und Schicht für Schicht des heimlichen Mülldepots. So spürt auch der Patient, wie es in seinem Innern zu arbeiten beginnt und sein Darm freier wird.

Die gelösten uralten Kotbrocken, Pilznester und Schleimschlingen von einer Länge bis zu 1,5 Metern fließen dann durchs Ablaufrohr in den Ausguss. Auf diesem Weg passieren sie ein beleuchtetes Fenster im Therapiegerät, durch das der Patient den Behandlungserfolg beobachten kann. Das Ganze ist als luftdicht abgeschlossenes System angelegt, das jede Geruchsbelästigung vermeidet.

Es ist empfehlenswert, diese Therapie mit einer acht- bis zehntägigen Fastenkur zu verbinden. Im Allgemeinen sind nämlich acht bis zehn Behandlungen nötig, um einen jahrzehntelang mit Schadstoffen überfluteten Darm zu sanieren. Jede Sitzung dauert etwa 45 bis 60 Minuten.

Man kann den Wert der Colon-Hydro-Therapie für das allgemeine Wohlbefinden nicht hoch genug einschätzen, denn Störungen des Dickdarms haben sich in den letzten Jahren zu bedenklichen Zivilisationsschäden entwickelt. Verantwortlich dafür sind die zunehmend unnatürliche Ernährung, der Mangel an Bewegung und der übermäßige Verbrauch an Medikamenten – speziell Antibiotika –, wodurch die lebenswichtige Darmflora erheblich geschädigt wird und eine natürliche und gesunde Arbeitsweise des gesamten Darms nicht mehr möglich ist.

Der auf diese Weise in seiner natürlichen Funktion behinderte Dickdarm ist zur Sammelstelle für vielerlei Unrat geworden. In seinen von Darmgasen überblähten Falten faulen oder gären Kotreste, die sich bei der Verdauung gebildet haben. Giftstoffe wie Cresole und Phenole werden an seinen Innenwänden angelagert und permanent dem Organismus zugeführt, anstatt mit dem Kot ausgeschieden zu werden.

Hinzu kommen Krankheitserreger, die wir mit der Nahrung aufnehmen und ahnungslos im gestörten Dickdarm beherbergen, bis sie bei Gelegenheit auf andere Organe übergreifen und zum Beispiel auch neurodermitische Symptome auslösen.

Mit alldem räumt eine konsequent durchgeführte Colon-Hydro-Therapie auf. Ob sie dem immer häufiger anzutreffenden Darmkrebs entgegenwirkt, ist bisher nicht belegt. Aber der Verdacht, ein weitgehend unter Giftansammlung leidender Dickdarm werde eher davon befallen als ein gesund funktionierender, liegt nahe, vor allem wenn man bedenkt, dass die Häufigkeit der Krebserkrankung proportional mit den Orten zunimmt, an denen der stärkste Verschlackungsgrad herrscht.

Diese Maßnahme gehört für mich bei Patienten ab der Pubertät einfach mit zum Programm, da bei an Neurodermitis Erkrankten in meiner Praxis generell eine Darmbeteiligung zu beobachten war. Die Erfolge scheinen mir recht zu geben.

Die Eigenbluttherapie

Seit alters ist der Glaube an die Heilkraft des Blutes in allen Kulturkreisen verbreitet. Mit den mystischen Vorstellungen von einst hat die heute in der Heilkunde praktizierte Eigenbluttherapie jedoch nichts gemein. Einem Patienten Blut abzunehmen, um es ihm an anderer Stelle wieder zu injizieren, ist als Reizbehandlung zu verstehen. Die Abwehrkräfte des Körpers sollen dadurch angeregt werden.

Schon die Ärzte im chinesischen Altertum wandten ohne magisch-mystische Hintergedanken eine wohldurchdachte Eigenblutbehandlung an. Bei bestimmten chronischen Leiden brachten sie ihren Patienten unzählige winzige Nadelstiche bei, womit minimale Blutungen unter der Haut hervorgerufen wurden, die den Organismus zur Abwehr reizen, ihn »umstimmen« sollten.

Der Körper kann nämlich mit seinem natürlichen Immunsystem die häufigsten Erkrankungen leicht überwinden, was dem Patienten oft gar nicht bewusst wird. Nichts liegt demnach näher, als seine Abwehrbereitschaft wachzurufen, wann immer es ratsam erscheint. Wo das mit dem eigenen Blut als natürlichstem aller »Medikamente« geschehen kann, haben berühmte Therapeuten wie zum Beispiel Professor August Bier (1881–1886) nie gezögert, diese Heilmethode anzuwenden. Seine Erfolge auch auf diesem Gebiet bestätigten seine Theorien.

Am häufigsten wird dem Patienten Eigenblut unmittelbar nach der Abnahme aus der Vene durch Injektion in die Muskulatur wieder zugeführt. Als geeignetste Stellen dafür haben sich die Gesäßmuskeln bewährt. Um Irrtümern vorzubeugen, sei mitgeteilt, dass nur geringe Mengen an Eigenblut benötigt werden, um die gewünschte Wirkung zu erzielen. Ähnlich wie in der Homöopathie gilt auch hier die berühmte Arndt-Schulz-Regel:[47] »Schwache Reize fachen die Lebenstätigkeit an, mittelstarke Reize fördern sie, starke hemmen sie, und stärkste heben sie auf.« Um den Organismus anzuregen, beginnt man demnach, wenn mehrere Behandlungen geplant sind, mit einer Dosis von 0,5 Millilitern, die zur Förderung der eingetretenen Wirkung im Abstand von einigen Tagen, vielleicht auch Wochen, geringfügig gesteigert werden kann.

Dosierung und Zeitabstände haben auf die Wirkung der Eigenbluttherapie einen nicht zu unterschätzenden Einfluss. Wenn die Dosis zu groß und / oder die Intervalle zu kurz bemessen werden, reagiert das Immunsystem des Patienten womöglich überhaupt nicht. Geduld ist gefragt und ebenso die Erfahrung des Therapeuten, der – ähnlich wie bei homöopathischen Behandlungen – auf jene Erstverschlimmerung hinweisen muss, die ein untrügliches Zeichen fürs »Greifen« der Behandlungsmethode ist.

Zu der großen Zahl von Erkrankungen, die mit der Eigenbluttherapie erfolgversprechend angegangen werden können, gehören eine wesentliche Besserung des Allgemeinbefindens und eine Umstimmung bei diversen Erkrankungen wie Neurodermitis und Psoriasis. Auch bei allergischen Erkrankungen verschiedenster Ursachen ist die Eigenbluttherapie eine wichtige Behandlungsmethode.

Die Ozontherapie

Bei der Ozontherapie geht man von der Überlegung aus, dass die Versorgung mit Sauerstoff für den Ernährungshaushalt des Körpers viel wichtiger ist als Essen und Trinken. Im Notfall könnten wir wochenlang hungern und einige Tage auskommen, ohne unserem Körper Flüssigkeit zuzuführen. Aber unser Leben erstickt binnen weniger Sekunden, wenn es uns an Sauerstoff fehlt.

Ein Blick auf den Stoffwechselhaushalt macht das verständlich. Wir können uns auf Vorrat ernähren. Was wir zu viel zu uns nehmen, wird großenteils im Körper gespeichert. Dadurch nehmen wir zu. Eine geringe Wasserreserve ist ebenfalls vorhanden. Sie hilft uns im Notfall über ein paar durstige Tage hinweg, aber Sauerstoff kann der Organismus nicht speichern. Was wir einatmen, wird sofort ins Blut überführt und verbraucht. Deshalb müssen wir unser Leben lang, mit winzigen Pausen zwischen den Atemzügen, ununterbrochen ein- und ausatmen. Die Luft, die wir atmen, enthält knapp 21 Prozent Sauerstoff, der über die

Lunge als Eintrittspforte zum Körper ins Blut gelangt und vom Herzen bis in die entlegensten Glieder gepumpt wird. So sind alle Körperzellen an die Sauerstoffversorgung angeschlossen. Wir leben, arbeiten, bewegen uns und verbrauchen dabei jene Energie, die wir mit Hilfe des Sauerstoffs im Blut aus der Nahrung beziehen.

Solange der Organismus jung und gesund ist, reicht diese natürliche Versorgung meistens aus. Vom dreißigsten Lebensjahr an beginnt jedoch allmählich der Verschleiß. Die ungesunde Lebensweise unserer Zeit mit Alkohol und Nikotin und der tägliche Stress hinterlassen ihre Spuren. Das Blut zirkuliert nicht mehr so lebhaft wie in jungen Jahren, rheumatische Beschwerden stellen sich ein, Gedächtnis und Sinne lassen nach, Taubheitsgefühl in den Gliedern und Schwindelanfälle signalisieren allenthalben eine ungenügende Durchblutung und damit einen Mangel an Sauerstoff.

Das bedeutet Energieabfall. Jeder Schritt, den wir tun, jede Mahlzeit, die wir verdauen, und erst recht jede Krankheit, die wir überwinden, verzehrt Energie. Nach dieser Logik liegt nichts näher, als das Energiepotenzial des Körpers durch ein erhöhtes Sauerstoffangebot zu stärken. Verglichen mit klassischen Therapieempfehlungen wie Meeresklima oder Hochgebirge stellt die Ozontherapie eine beachtliche Steigerung dar.

Ozon[48] (O_3) ist eine besondere Form des Elements Sauerstoff (O_2) und besteht aus dreiatomigen Molekülen. Ozon ist ein natürlicher und wichtiger Bestandteil unserer Atmosphäre. Er hat eine sehr hohe Oxidationswirkung und wird daher auch als »Aktivsauerstoff« bezeichnet. Hergestellt wird Ozon durch die sehr hohe elektrische Entladungsenergie eines sogenannten Entladungsgenerators: So ergibt sich aus »reinem« oder »medizinischem« Sauerstoff das Ozon.

In der Medizin wird nie mit reinem Ozon gearbeitet. Es werden Ozon-Sauerstoff-Gemische benutzt, deren Konzentrationen genau eingestellt werden können. Die Unschädlichkeit der medizinisch verwendeten Konzentration ist durch zahlreiche Versuchsreihen sichergestellt. Im Blut reagiert das Ozon mit den verschiedensten chemischen Verbindungen, insbesondere mit den ungesättigten Fettsäuren. Dem hieraus in Verbindung mit dem reinen Sauerstoff entstehenden Produkt ist unter anderem die heilende Wirkung zuzuschreiben. Ozon wirkt gefäßerweiternd, viruzid (es kann Viren angreifen), fungizid (gegen Pilzerkrankungen) und bakterizid. Deshalb ist es zur Bekämpfung von Infekten und Infektionskrankheiten bestens geeignet. Durch das Ozon wird das Fließverhalten des Bluts maßgeblich verändert. Die Verformbarkeit der Erythrozyten (der roten Blutkörperchen) wird größer, das Blut dadurch kapillargängiger. Somit kann das Blut und der damit verbundene Sauerstoff in die Gefäße gelangen, die sonst kaum oder gar nicht mehr durchblutet würden, und dort seine heilende Wirkung erbringen. Ozon wirkt entzündungshemmend, hat gute Eigenschaften bei entzündlichen Veränderungen des Organismus und bewirkt ebenfalls eine Verbesserung der Zellatmung.

Eine richtig angewandte Ozontherapie wirkt nachweisbar positiv beispielsweise wie folgt:

- Die Leber wird in ihren Entgiftungsfunktionen unterstützt.
- Bei Erwachsenen wird der Abbau von Cholesterin und Triglyzeriden verstärkt. Diese Fette können bekanntlich wichtige Schädigungsfaktoren für die Blutgefäße sein

(mit erhöhtem Herzinfarkt- und Schlaganfallrisiko), sie überlasten aber ebenso das wichtige Lymphsystem bei Neurodermitisdisposition.

– Der Abbau und eine deutliche Senkung des Harnsäurespiegels treten ein.
– Es findet eine schnellere Verbrennung liegengebliebener und abgelagerter Schlacken statt.
– Es wird eine bessere Sauerstoffversorgung aller Organe und damit eine effiziente Leistungssteigerung erzielt.
– Summa summarum: Eine Ozontherapie ist wichtig für alle Organe und im Besonderen auch für die Haut. Sie ist deshalb eine der Hauptmaßnahmen, die ich seit den neunziger Jahren mit großem Erfolg vor allem auch begleitend bei der Neurodermitis eingesetzt habe.

Homöopathisch-individuelle Heilverfahren

Herleitungen und Übersetzungen von medizinischen Fachausdrücken sind besonders beim Thema »Homöopathie« sinnvoll, weil sie mit wenigen Worten schon deutlich machen, worum es im Einzelnen geht: Die Bezeichnung »Homöopathie«[49] bedeutet wörtlich so viel wie »ähnliches Verhalten, ähnliche Empfindlichkeit für etwas«. Bei der Behandlung nach dem Ähnlichkeits- oder Simile[50]-Prinzip wird Heilung mit einem stark potenzierten (verdünnten) Mittel angestrebt, das beim Gesunden in höherer Dosis ein ähnliches Leiden hervorrufen würde: »Similia similibus curentur« oder »Ähnliches werde mit Ähnlichem geheilt«. Im Unterschied dazu bedeutet die klassische »Allopathie«[51] der Schulmedizin die Behandlung mit entgegengesetzt wirkenden Mitteln.

Die Homöopathie geht zurück auf den Arzt Samuel Hahnemann, der schon im Kapitel über die Schüßler-Salze genannt wurde. Sie verwendet sowohl tierische und pflanzliche Heilmittel als auch Substanzen aus der sogenannten »unbelebten« Natur. Dabei geht sie von der Erfahrung aus, dass die meisten Heilmittel zweifach wirken. Auf den Primäreffekt (die »Erstverschlimmerung«), der von Fall zu Fall unterschiedlich lange anhält und im Prinzip die Richtigkeit der Arzneimittelwahl bestätigt, folgt als Antwort des Organismus eine Sekundärwirkung, die der primären entgegengesetzt verläuft, was Heilung bedeutet.

Ein Medikament oder eine Substanz, die bei Überdosierung beim Gesunden die Symptome einer Krankheit hervorrufen können, vermögen also bei richtiger Anwendung dieselbe Krankheit zu heilen. Der durch Krankheit »verstimmte« Organismus wird vermittels fein abgestimmter Arzneimittel, die individuell aufwendig ermittelt (repertorisiert) werden, im Sinne einer Reizbehandlung zu verstärkter Abwehr und damit zu echter Heilung »von innen heraus« angeregt.

Homöopathische Arzneien werden in außerordentlich schwachen Verdünnungen (Potenzen[52]) verabreicht. Bei der Dosierung D1[53] beträgt das Mischungsverhältnis der homöopathischen Arznei und der Trägersubstanz (dem Medium) 1 zu 10, bei der Dosierung D6 1 zu 1 Million. Flüssiges befindet sich in Wasser oder Alkohol »verschüttelt«, pulverförmiges wird in Milchzucker verrieben.

Die biologische Wirksamkeit so schwacher Verdünnungen wird zuweilen bezweifelt. Aber erstens wirken Homöopathika energetisch, nicht chemisch, und zweitens gilt, seitdem erkannt ist, in welch winzigen Mengen Hormone und Spurenelemente Leben und Gesundheit zu beeinflussen vermögen, die Effizienz homöopathischer Dosierungen als wissenschaftlich unangreifbar.

Im Allgemeinen sollen auch diese Heilmittel bei der Einnahme nicht sogleich geschluckt werden. Es kommt darauf an, sie so lange wie irgend möglich im Mund zu behalten; denn was dem Körper über die Mundschleimhaut zugeführt wird, gelangt auf kurzem Weg ins Blut. So wird der stundenlang dauernde Umweg über Magen und Darm vermieden, und besagte Primärwirkung, die als Erstverschlimmerung empfunden wird, setzt oft überraschend schnell ein.

Im Gegensatz zu allopathisch kurierenden Medikamenten, deren Heilwirkung vielfach mit Nebenwirkungen teuer erkauft werden muss – besonders wenn es sich um Antibiotika oder Chemotherapeutika handelt –, verursachen homöopathische Heilmittel keinerlei Begleiterscheinungen. Der Patient gerät weder in Abhängigkeit oder Suchtgefahr, noch wird sein Reaktionsvermögen abgestumpft. Die Feinabstimmung auf seinen Zustand setzt allerdings voraus, dass er nicht nebenher noch allopathische Mittel anwendet, die aufgrund ihrer völlig anderen Konzeption den homöopathisch angeregten Heilvorgang zunichtemachen würden.

Homöopathika werden individuell verordnet. Das heißt, es wird in aller Regel nicht ein Mittel gewählt, das bei allen Menschen mit einer bestimmten Krankheit gleichsam wirkt. Die richtige Wahl ist also davon abhängig, dass sich ein erfahrener Homöopath eingehend mit dem jeweiligen Patienten beschäftigt, um die seiner Verfassung bzw. Konstitution entsprechende Arznei zu finden, die dann den Heilungsprozess verschiedener Krankheiten initiiert.

Humoraltherapien

Das aus dem Lateinischen stammende Wort »Humor«[54] hat im Lauf der Jahrhunderte einen erstaunlichen Bedeutungswandel erfahren. In der Medizin steht »humoral« jedenfalls für alles, was sich auf Körperflüssigkeiten bezieht.

Spätestens im Mittelalter wurde erkannt, dass die im Organismus zirkulierenden »Säfte« das Leben erhalten, und man dachte, ihr harmonisches oder in Unordnung geratenes Verhältnis zueinander entscheide über Wohlbefinden oder Krankheit. Heute geben die modernen Untersuchungsverfahren allerdings bedeutend weitreichendere Aufschlüsse über die Aktivität, Beschaffenheit und den Inhalt von Körperflüssigkeiten. Unzählige humoraldiagnostische Befunde, die vom Normalen abweichen, vermitteln beinah allen Fachrichtungen der Medizin unentbehrliche Grundlagen zur Beurteilung von Krankheitszuständen und Hinweise auf Behandlungsmöglichkeiten.

Mag auch die urtümliche Lehre von den im Körper zirkulierenden Flüssigkeiten (Viersäftelehre) noch mit Vorstellungen behaftet gewesen sein, die wir heute belächeln, so war ihr Denkansatz im Kern richtig. Die Heilverfahren von einst vermögen bei Anwendung nach neuzeitlichen Erkenntnissen in vielen Fällen noch zu helfen, wo die Mittel der Schulmedizin nicht mehr »greifen«, weil die Stoffwechselmechanismen des Körpers überlastet, verstopft oder blockiert sind und dadurch im Bindegewebe, in den Gelenken und unter der Haut seit Jahren Rückstände aus Verdauungsprozessen lagern, die zu allmählicher Eigenvergiftung führen. Die oft erstrebte Entschlackung und Blutreinigung sind in solchen Fällen mit einigen Tassen Tee nicht zu erzielen. Mild ausleitende Darmbäder, wie wir sie bei der »Colon-Hydro-Therapie« beschrieben haben, sind bei gezielter Behandlung eine sinnvollere, weil höchst wirksame Ergänzung.

Schon im Altertum hat sich der Blutentzug durch Blutegel bewährt. Heute werden diese Tiere eigens für die medizinische Verwendung steril gezüchtet und von Apotheken geliefert. An genau vorherbestimmten Körperstellen, zum Beispiel an einem von Gicht befallenen Gelenk oder einem Furunkel, saugen sie völlig schmerzlos in kurzer Zeit belastetes Blut ab, und durch ein Sekret ihrer Mundorgane (Hirudin) wird bewirkt, dass auch nach dem Absetzen noch eine Zeitlang verdünntes, mit Schadstoffen belastetes Blut aus der erkrankten Zone abfließt. Darin liegt der besondere Vorteil dieser Behandlung. Die Fließeigenschaften des Blutes werden durch das Hirudin in wünschenswerter Weise verbessert.

Achtung

Blutegel sollten Sie nur von einem sehr erfahrenen Therapeuten anbringen lassen!

Auch die seit alters bekannte Heilmethode des Schröpfens ist nicht wirklich »aus der Mode gekommen«. Es handelt sich dabei um Blutentzug an Körperstellen, die als Reflexzonen tiefer angesiedelter Störungen erkannt sind und sich gegenseitig im Sinn fortwährenden Aufschaukelns negativ beeinflussen. Sie sind weitgehend mit den Head'schen Zonen identisch, die im Abschnitt über die Akupunktur erwähnt wurden.

Die Erfahrung hat gelehrt, dass Heilreize durch Schröpfen der Oberfläche gezielt in die Tiefe zu wirken vermögen und dort körpereigene Heilkräfte wachrufen. Rheumatiker zum Beispiel können von dieser Methode erstaunliche Besserung erwarten, besonders wenn die Nackenzone oder das Schulterdreieck betroffen sind.

In ähnlicher Weise wie das Blut kann auch die farblose Lymphe für Heilzwecke aktiviert werden. Das dafür verwendete blasenziehende Pflaster enthält als wirksame Substanz den Giftstoff Cantharidin, der durch Pulverisieren getrockneter Käfer der Art Lytta vesicatoria L. (Spanische Fliege) gewonnen wird. Schon im Altertum war die Wirksamkeit dieses Giftstoffs bekannt. Cantharidenpflaster wurden bis ins Mittelalter hauptsächlich gegen Gicht angewandt. Die nach stundenlangem Einwirken entstandene »Brandblase« wird je nach der Menge ihres Inhalts entweder entleert oder ganz entfernt und die Wunde mit einer Spezialsalbe versorgt. Nachfließende Lymphe gilt als sicheres Zeichen der angestrebten Heilwirkung, weil an der behandelten Stelle krankhafte Ablagerungen aus dem Unterhautgewebe mobilisiert und ausgeleitet werden. Durch diese »Verbrennung« wird das Immunsystem der betreffenden Körperregion alarmiert, so dass eine Umstimmung stattfindet, die längere Zeit anhält.

Heute wird das Cantharidenpflaster meist an chronisch-rheumatisch veränderten Gelenken und im Bereich der Wirbelsäule mit Erfolg angewandt. Als mildere Form des Ausleitens unerwünschter Ablagerungen hat sich das Baunscheidt-Verfahren bewährt. Sein Begründer, Carl Baunscheidt (1809–1873), ein feinmechanisch begabter Naturwissenschaftler, entwickelte den sogenannten »Lebenswecker«, ein kleines, rohrförmiges Gerät, das an einen Korkenzieher erinnert. Statt der Spindel, die sich in den Korken bohrt, gleitet darin eine kreisrunde, mit dreißig Nadeln gespickte Metallplatte von der Größe eines Zehncentstücks. Das Gerät wird an mehreren Stellen auf die zu behandelnde Hautfläche aufgesetzt, und durch Federzug lässt der Therapeut die Nadelplatte abwärts schnellen. Leicht spürbar stichelt sie die Haut bis in etwa einen Millimeter Tiefe. Es ist weder ein blutlockendes Reizverfahren noch ein blasenbildendes wie das Cantharidenpflaster. Auch mit der wesentlich tiefer eindringenden Akupunktur ist es kaum vergleichbar. Selten treten winzige Tröpfchen Blut oder Lymphe aus, aber im Unterhautgewebe wird durch die zahlreichen Stiche auf kleiner Fläche eine Reizwirkung ausgelöst, die sich durch Einpinseln mit Spezialölmischungen noch verstärken lässt.

So wenig der Patient im Allgemeinen von der schmerzlosen Prozedur beeindruckt sein mag, so erstaunt wird er nach einigen Tagen empfinden, dass seine Beschwerden behoben sind. Was an Stoffwechselschlacken vorhanden war, ist über die winzigen Stichwunden ausgeleitet. Zum Teil wurde das auch durch das Einpinseln mit dem Öl in Form kleiner Bläschen bewerkstelligt. Auf diese Weise hat das Immunsystem innerlich abtransportiert, was Schmerzen bereitete. Nicht allein Gelenkentzündung (Arthritis), Gicht und Rheuma klingen durch das Baunscheidt-Verfahren schnell ab. Auch bei Krankheitszuständen an Organen im Körperinnern, die nach dem Prinzip der Head'schen Zonen über ihre Reflexmechanismen in der Haut um Hilfe schreien, bringt die milde Reizbehandlung nachdrücklich Heilung. So wird wieder sichtbar, dass der erkrankte Mensch als Ganzes und damit grundsätzlich behandelt wird.

Die Magnetfeldtherapie

Es ist eine im Grunde plausible Theorie: Die Erde als Ganzes ist ein Magnet, in dessen Kraftfeld wir leben, und alles, was sie hervorbringt, jedes Atom, sendet mehr oder weniger harmlose elektromagnetische Strahlen aus, deren wir uns im Allgemeinen nicht gewahr sind. Die Therapie mit Magnetfeldern geht von der Beobachtung aus, dass die in ihnen pulsierenden Kräfte gewisse Lebensvorgänge im Organismus günstig beeinflussen können. Auch wiederum neuere Erkenntnisse innerhalb der Epigenetik, aber ebenso anderer wissenschaftlicher Disziplinen bestätigen diese These.

Einerseits reagieren darauf sowohl die im Blut- und Lymphstrom fließenden Substanzen (Ionen) als auch jener (vegetative) Teil des Nervensystems, der dem Willen nicht unterworfen ist. Andererseits zieht Magnetkraft den im Blut vorhandenen Sauerstoff an, wodurch sich in den Körperregionen, die therapeutisch zielenden Magnetfelder ausgesetzt werden, eine bessere Versorgung ergibt. Dabei führt die Magnetfeldtherapie dem Organismus nichts anderes zu als Signale. Sie wirkt nach dem Prinzip, dass der Körper in ausreichendem Maße mit genügend Selbstheilungskräften ausgestattet ist, die nur in Unordnung geraten sind und folglich neu reguliert oder aktiviert werden müssen. Anstatt Medikamente einzusetzen, wird das Therapieziel mit energetisch-physikalischen Kräften angestrebt, die der Materie übergeordnet sind.

Wo die naturheilkundige Diagnose lautet, dass einem Organismus die normalerweise vorhandene Kraft zur Abwehr irritierender Einflüsse fehlt, führt die Magnetfeld-

therapie sie ihm wieder zu. Am häufigsten ist das bei krankhaften Hautveränderungen nötig, zum Beispiel bei der
Neurodermitis, die ja in Wirklichkeit keine Hautkrankheit
ist, sondern nur als Symptom anderenorts angesiedelter
Störungen gewertet werden muss.

Der Einsatz der hochmodernen Geräte, mit denen Magnetfelder für therapeutische Zwecke erzeugt werden, ist
völlig frei von unerwünschten Nebenwirkungen. Es wird
nach dem homöopathischen Prinzip minimaler Reize mit
äußerst schwachen Frequenzen gearbeitet. Dennoch sollte
diese Therapie nur von erfahrenen Fachleuten durchgeführt
werden.

Die Neuraltherapie

Die biologischen Heilverfahren, die ich in diesem Buch
vorstelle, wurzeln zumeist in Erkenntnissen längst vergan-
gener Generationen. Zuweilen gerieten sie im Auf und Ab
der Geschichte in Vergessenheit, behielten aber ihre alte Be-
deutsamkeit. Unbewusst angewandt, blieben unerklärliche
Heilerfolge im Gedächtnis der Betroffenen haften, und die
Erinnerung daran reicht bis ins Altertum zurück. Schon
den Leibärzten am Hof der Pharaonen war aufgefallen, dass
rheumatische Beschwerden plötzlich abklangen, wenn ein
kranker Zahn entfernt worden war. Eine Erklärung dafür
gab es nicht, es sei denn, man schrieb gnädigen Göttern zu,
was der Verstand nicht nachzuvollziehen vermochte.

Die heutige Neuraltherapie geht auf eine Zufallsentde-
ckung zurück, die im Jahr 1925 den Ärzten Dr. Ferdinand
Huneke (1891–1966) und Dr. Walter Huneke (1887–1974)
mit dem damals neu entwickelten Schmerzmittel Novacain

(Procain) in der eigenen Familie gelang. Ihre Schwester litt an hartnäckiger Migräne, der mit keinem Behandlungsversuch beizukommen war. Als sie sich entschlossen, ihr intravenös ein Medikament zu verabreichen, das einen Anteil Procain enthielt, sahen sie überrascht, wie sich die Migräne nebst allen Begleiterscheinungen augenblicklich in nichts auflöste. Das Heilmittel schien gefunden.

Procain statt zum Betäuben fürs Heilen einzusetzen galt damals als Außenseitermethode, von der zeitgenössischen Fachwelt und ihren Vertretern je nach Temperament und Manieren entweder ignoriert, ins Lächerliche gezogen oder schulterzuckend geduldet. Heute, 87 Jahre nach ihrer Entdeckung, gehören die Neuraltherapie nach Huneke und ihr Medikament, das Procain, zu den unverzichtbaren Heilfaktoren fast aller medizinischen Fachrichtungen.

Wichtiger als die Entdeckung der Heilkraft des Procains war jedoch die im Zusammenhang damit gewonnene Erkenntnis, dass sich mit dieser Therapie alte, längst vergessene »Störfelder« im Körper, zum Beispiel Narben, steckengebliebene Geschosssplitter und deren Fernwirkungen, die oft über Jahre hinweg als unheilbare Leiden gegolten hatten, zuverlässig ausschalten lassen.

Das Schlüsselerlebnis dieser Entdeckung fiel ins Jahr 1941 und ist in die medizinische Fachliteratur eingegangen. Hier sei es kurz nacherzählt. Eine Patientin litt seit Jahren an einer schmerzhaften Entzündung des rechten Schultergelenks, die allen Therapieversuchen hartnäckig widerstand. Der geltenden Lehrmeinung zufolge hatte man ihr die Mandeln als vermeintliche »Streuherde« entfernt und fast alle Zähne gezogen. Nachdem dies nicht half, sollte der linke Unterschenkel amputiert werden, an dem ihr die

Narbe einer 35 Jahre zuvor überstandenen Knochenmarksentzündung gelegentlich zu schaffen machte.

Aus Furcht, sich künftig als Teilamputierte durchs Leben quälen zu müssen, gelangte die Frau in die Praxis von Dr. Ferdinand Huneke. Als er die Narbe am linken Schienbein mit der üblichen Procain-Injektion behandelte, erlebte er sein erstes »Sekundenphänomen«. Augenblicklich verschwanden die Schmerzen im rechten Schultergelenk, und die Patientin konnte den bisher behinderten Arm sofort schmerzfrei bewegen. Eine einzige Injektion hatte genügt, um sie dauerhaft von dem Leiden zu befreien, das sie jahrelang hatte ertragen müssen. Außerdem war ihr Bein gerettet.

Der Verdienst Hunekes liegt darin, diese Spontanheilung nicht als Zufallsergebnis gewertet und damit dem Vergessen anheimgegeben, sondern sie, ungeachtet des damals noch sehr lückenhaften Erkenntnisstandes zu diesen Zusammenhängen, als ein Phänomen vorgestellt zu haben, das sich nicht wegdiskutieren ließ.

An der Existenz neuraler »Störfelder«, die an entfernten Körperstellen schmerzhafte Symptome auslösen können, war nicht mehr zu zweifeln. Weder Bakterien noch andere Giftstoffe konnten die Ursache der Gelenkentzündung gewesen sein. Wie hätten sie sonst auf den Reiz der Injektion hin so schnell verschwinden können?

Eine Head'sche Zone, die vom linken Schienbein zur rechten Schulter reicht, existierte nicht, aber ein Vergleich mit der Funktechnik drängte sich auf: Huneke sah als erwiesen an, dass »Störfelder« im Körper (hier war es die uralte Narbe gewesen) wie Störsender wirken, die man beispielsweise mittels einer Procain-Injektion blitzschnell außer Funktion setzen kann.

Folgerichtig formulierte er die These, jedes chronische Leiden könne womöglich störfeldbedingt sein und jede Körperstelle könne unter ungünstigen Umständen zum »Störfeld« werden. Folglich müssten störfeldbedingte Leiden durch Procain-Injektionen, sofern anatomisch möglich, über das Nervensystem in Sekundenschnelle heilbar sein.

Nur wenn ein chronisches Leiden sich mit Ursache und Wirkung so übersichtlich darstellt wie im vorhin beschriebenen Fall, kann die Neuraltherapie nach Huneke mit dem Sekundenphänomen »auf Anhieb« eine dauerhafte Heilung bewirken. Meist liegen die Verhältnisse komplizierter, verschiedene Störfelder müssen aufgespürt werden, was zuweilen schwierig ist, und die Heilung erfolgt nach mehrmaliger Behandlung stufenweise, je nach Schwere des Falls in unterschiedlich langer Zeit. Das Medikament Procain ist keine Arznei im herkömmlichen Sinn, es weckt nur die Heilkraft des Körpers, indem es gemäß seiner ursprünglichen Bestimmung irritierte Nervenbahnen beruhigt und damit die heilungsfeindliche Wirkung von Störfeldern aufhebt, die unerkannt und oft an entfernten Stellen Krankheitsherde aufgebaut oder unterhalten haben.

Diese Erkenntnis setzt der Neuraltherapie nach Huneke natürliche Grenzen. Fern vom Anspruch, ein Allheilmittel zu sein, ist sie nur anwendbar, wo Störfelder vorhanden sind, was bei chronischen Leiden des rheumatischen Formenkreises regelmäßig und bei vielen anderen Krankheiten nicht selten zutrifft. Auch diese Therapieform sollte nur von sehr erfahrenen Behandlern durchgeführt werden.

Stufe III der begleitenden Behandlungsmethoden

Die im Folgenden besprochenen Methoden sollten wiederum nur von sehr erfahrenen Spezialisten durchgeführt werden, und das auch nur dann, wenn sie als wirklich sinnvoll bzw. notwendig erachtet werden!

Die Bioenergetische Therapie

Die Bioenergetik befasst sich mit der Kraft (Energie), die wir aufwenden müssen, um in einer oft lebensfeindlichen Umwelt zu bestehen. Sie ist uns angeboren. Schon der Geburtsschrei, der unseren ersten Atemzug begleitet, ist ein Ausdruck dieser Energie. Alles, was wir von frühester Jugend an erleben, ist von Gegensätzen zwischen Wollen und Dürfen überschattet. Dem Kleinkind wird das nicht bewusst, aber schon im Schulalter spürt der Jugendliche den Willen von Eltern und Lehrern, die manches abschlagen, was er möchte, und einiges verlangen, was ihm nicht passt. Eine Form des dualistischen Prinzips, das hier ebenso waltet wie allenthalben in der Natur.

Wenn richtig funktioniert, was wir »gute Erziehung« nennen, werden in diesem Stadium Vernunft und Einsicht geweckt, und beiderseits wächst Vertrauen heran. Der Unterschied zwischen Richtig und Falsch (Gut und Böse) wird klarer, und was von nun an selbstverantwortlich zu entscheiden ist, fällt annehmbar aus. Das im Aufbau befindliche Energiepotenzial nimmt im Verhalten der heranwachsenden Persönlichkeit jene Formen an, deren Zusammenspiel den Charakter ausmacht.

Wo in der Jugend Erziehungsfehler begangen wurden,

wo man versäumte, Einsehen und positives Denken zu fördern, und stattdessen legitime Willensregungen unterdrückte – vielleicht sogar bestrafte –, haben Fehlentwicklungen stattgefunden. An die Stelle von Selbstbewusstsein traten Angstgefühle, Selbstzweifel und Furcht vor unverdienter Strafe, wogegen es zumeist keine Wehr gab. Der Zorn darüber entlud sich nicht selten in unrechtem Tun, zum Beispiel Tierquälerei, oder fraß sich im Innern, in Gemüt und Seele fest und konnte schwere Formen der Autoaggression (Aggressivität, die gegen sich selbst gerichtet ist) erzeugen. So entstehen verborgene Charaktere (Persönlichkeitsmerkmale), die vielleicht unbewusst negativ denken und handeln. Da aber Körper, Geist und Seele eine Einheit bilden, wirken sich seelische Wunden in der Regel ja auch körperlich aus. Nicht allein gebeugte Haltung, unsicherer Blick und zaghafte Sprache spiegeln die widrigen Erlebnisse von einst.

Die Verletzung sitzt tiefer. Die damals antrainierte Abwehr ist zum Klischee geworden, das längst nicht mehr nötig ist, aber noch als Verhaltensmuster dient. So wird fortwährend neu hervorgerufen, was schon überwunden war.

Zu den Traumata von einst gesellt sich mit zunehmendem Alter körperliches Unwohlsein hinzu. Im Grunde hat es keinen anderen Ursprung als ebenjenes ständige Gefühl, missverstanden zu werden, sich wehren zu müssen – aber wogegen eigentlich? Schon Cervantes' unsterblicher Held Don Quijote kämpfte gegen Windmühlen.

Einen Ausweg aus dem Dilemma bietet unter anderem die Bioenergetische Therapie. Seitdem bekannt ist, dass innere Konflikte und körperliches Missbehagen sich gegenseitig aufschaukeln, ist dieses Heilverfahren bestrebt, dem Patienten den Unterschied zwischen seiner zumutbaren

Gegenwart und der weit zurückliegenden, oft unerfreulichen Vergangenheit aufzuzeigen.

Vorbereitend geschieht das im vertraulichen Gespräch und danach durch einen Stufenplan mit gymnastischen Übungen und befreiender Atemtechnik, die den Patienten innerlich entkrampft und befähigt, sich unvoreingenommen mit Gegenwart und Zukunft anzufreunden. Unter der Anleitung des Therapeuten beginnt er zu erkennen, auf aktuelle Erlebnisse unbewusst mit einer Haltung reagiert zu haben, die der längst überwundenen Vergangenheit zuzuordnen war.

So werden Energien freigesetzt, die der Patient bisher unnütz mit der Rückschau verbrauchte. Der Vorteil, der darin liegt, Gegenwärtiges aufgeschlossen zu erfassen und Ausblicke in die Zukunft zu wagen, wird ihm auf diese Weise bewusst gemacht. Fixe Ideen, die in der Vergangenheit wurzelten, verblassen überraschend schnell. Aus Widerspruchsgeist werden Anteilnahme und Verständnis, deprimiertes Verhalten weicht gesundem Optimismus.

Die besten Erfolge mit bioenergetischer Therapie erzielen wortarme Menschen, deren innere Konflikte unausgesprochen bleiben und nur über krankhafte Zustände offenbar werden. Anscheinend chronische Leiden wie Asthma, Migräne und einige Allergien, die schulmedizinischer Behandlung hartnäckig widerstehen, klingen unter dieser Therapie oft überraschend schnell ab.

Heilhypnose und Suggestion

Dem Wort »Hypnose«[55] haftet im deutschen Sprachraum ein gewisser Beigeschmack an. Er ist vor allem durch unseriöse Vorführungen von Show-Hypnotiseuren entstanden, die in Trance versetzte Personen allerlei publikumswirksamen Unfug anstellen ließen. Mit Heilhypnose hat dies selbstverständlich nichts zu tun.

Das Verfahren besteht darin, das vom Verstand gelenkte Wachbewusstsein auf suggestivem Wege so stark einzuengen, dass sich das Unterbewusstsein mit seiner Gefühls- und Bilderwelt öffnet und für gezielte Heilimpulse empfänglich wird.

Schon von den Ägyptern ist diese Methode um 1550 v. Chr. für Heilzwecke angewandt worden, freilich ohne dass diese das bedeutend jüngere Wort »Hypnose« dafür benutzt hätten. Auf einem Papyrus, der unter den Trümmern von Theben gefunden wurde, ist außer Hunderten ärztlicher Rezepte der Ratschlag verzeichnet, bei Schmerzzuständen die Hände aufzulegen und zu versprechen, der Schmerz werde vergehen. Demnach wurzelt die Heilhypnose – ähnlich wie so manches naturheilkundliche Verfahren – in einer Zeit, als die Ärzte zugleich Priester waren und folglich blindes Vertrauen genossen. Was diese Methode betrifft, gewiss zu Recht, wenn auch deren Erfolg ihnen vermutlich unerklärlich gewesen ist und sie ihn deshalb der Allmacht gnädiger Götter zuschrieben.

Um es vorwegzunehmen: Auch heute sind die Phänomene, die sich binnen weniger Minuten der Hypnose zwischen dem Hypnotiseur und seinem Patienten ereignen, noch nicht restlos aufgeklärt, denn die Wissenschaft hat ihre Forschungen auf diesem Gebiet noch längst nicht abgeschlossen. Das hindert uns jedoch keineswegs daran, damit Heilerfolge anzustreben, da sie völlig gefahrlos und ohne Medikamente zustande kommen.

Unter der Heilhypnose verstehen wir heute eine Veränderung im Bewusstsein des Patienten, und zwar in zweierlei Hinsicht. Die Tätigkeit seiner linken Gehirnhälfte, womit er Logik, Vernunft und Verstand regiert, kann vorübergehend bis auf ein Drittel ihrer normalen Kapazität reduziert werden, während seiner rechten Gehirnhälfte, die für Gefühl, Erleben und Empfinden zuständig ist, die zur Heilung nötigen Gedanken und Vorstellungen als Suggestion zufließen, ohne vorher von der linken Hemisphäre als eine Art Zensor gleichsam »gefiltert« worden zu sein. Der Patient schläft also nicht. Sein Bewusstsein ist für die Dauer der Hypnose nur eingeengt – und zwar insofern, als er bloß aufnimmt, was der Hypnotiseur ihm zur Heilung suggeriert.

Dem teilweisen Abschalten der linken Gehirnhälfte steht eine ebenso große Erweiterung der in der rechten Hemisphäre vorhandenen Aufnahmemöglichkeiten gegenüber. Um es salopp zu formulieren, für die Dauer der Hypnose soll die Linke nicht erfahren, was die Rechte tut. Demnach nutzt das Verfahren die von Natur aus über Kreuz geschalteten Nervenbahnen zum Gehirn, um die rechtsseitig angelegten Empfindungsebenen mit Informationen zu versorgen, für die auf der linken Seite keine »Antennen« vorhanden sind.

Selbstverständlich bin ich mir bewusst, dass ich die Zusammenhänge mit dieser Schilderung weitgehend vereinfache, um Verständnis für Vorgänge zu wecken, mit denen Medizin, Naturwissenschaft und Technik allein im letzten Jahrhundert über Jahrzehnte befasst waren. Das Gewirr der Nervenbahnen und komplizierten Verbindungen im Gehirn ist immerhin so weit erforscht, dass mit Hilfe empfindlicher Messgeräte ergründet werden kann, wie manche Vorgänge ablaufen und wie sie im Ernstfall beeinflussbar sind, um zu heilen oder Schmerzen zu lindern.

Die Liste der Leiden, die mit Hypnose erfolgversprechend behandelt werden können, ist schier unerschöpflich. Sie umfasst die Suggestion sofortiger Schmerzfreiheit bei allen Formen von Neuralgie, Migräne und bei Phantomschmerzen. Hinzu kommen Schmerzzustände nach chirurgischen Eingriffen und vielerlei Einwirkungsmöglichkeiten bei körperlichen Gebrechen, besonders wenn sie eine seelische Komponente haben. Zudem können Erkrankungen der Haut, Neurodermitis und alle Formen von Allergie mit Aussicht auf Erfolg auf diesem Weg angegangen werden.

In jedem Fall sollte Heilhypnose und die untrennbar damit verbundene Suggestion einem erfahrenen Therapeuten anvertraut werden, der die erstaunlichen Möglichkeiten dieser Therapie voll auszunutzen versteht. Unter dem Gesichtspunkt der beständigen Kostensteigerung im Gesundheitswesen ist schließlich erwähnenswert, dass Hypnose mittels Suggestionen vollständige Heilung ohne Medikamente und die oft damit verbundenen unerwünschten Nebenwirkungen ermöglicht.

Die Neurolinguistische Programmierung (NLP)

Mit dieser aus Amerika stammenden Methode nach dem Linguisten John Grinder (geb. 1939) und dem Psychologen Richard Bandler (geb. 1950) lassen sich viele psychosomatische Probleme ohne Medikamente lösen. Es geht dabei um so weit verbreitete Störungen wie Lernschwierigkeiten, Angstgefühle (Phobien), nicht überwundene Missbrauchserlebnisse, Unsicherheit in der Partnerbeziehung, aber auch um den Umgang mit Kindern, Allergien, Gewichtsproblemen und allerlei Widrigkeiten, die einem das Leben sauer machen, obwohl man deswegen nicht unbedingt einen Arzt aufsucht.

Das Verfahren hat sich aus der Praxis entwickelt, aufgrund von Erkenntnissen der Psychologie und Gehirnforschung aus den letzten Jahrzehnten, die zwar (noch) nicht zum Lehrstoff der Universitäten gehören, sich aber bei der Arbeit erfahrener Therapeuten schon regelmäßig bewähren.

Wenn man sich vergegenwärtigt, dass alles, was uns gewohnheitsmäßig von der Hand geht, auf Erfahrungen beruht, die wir von Kind auf gesammelt, mit dem Heranwachsen erweitert und im Gedächtnis gespeichert haben, wird der Denkansatz dieser Methode verständlich. Unser Gehirn hat unzählige Abläufe so perfekt programmiert, dass wir sie unbewusst immer richtig tun.

Ein Beispiel aus dem Alltag mag das illustrieren: Wer seine Wohnung verlässt, schließt unbewusst (also ohne nachzudenken) die Tür hinter sich ab. Solange kein störender Umstand dazwischenkommt, funktioniert dieses unbewusste Handeln problemlos. Taucht aber kurz hinterher die Frage auf: »Hast du abgeschlossen?«, sind wir plötzlich unsicher und eilen zurück, um uns zu vergewissern. Doch so gut wie nie werden wir unser Unbewusstes bei einem Versäumnis ertappen.

Was liegt da näher, als dieses zuverlässige Steuerungssystem ausgiebiger zu nutzen? NLP weiß von einer bunten Palette an Möglichkeiten, das Unbewusste mit Inhalten (Programmen) zu füttern, die später nach Bedarf immer wieder abrufbar sind. Bei Schülern können beispielsweise Lehrstoffe wie Rechtschreiben oder Prüfungswissen unter erfahrener Anleitung so sicher programmiert werden, dass Examensängste ausbleiben. Ein ähnlicher Nutzen ergibt sich für Redner oder Vortragende, die beim Anblick einer vielköpfigen Zuhörerschaft von Lampenfieber erfasst werden. Ein geschulter NLP-Therapeut vermag in der Gedankenwelt dieser meist hochbegabten Klienten Ressourcen zu erschließen, die ihnen solche Verlegenheitssituationen dauerhaft ersparen. Das aus dem amerikanischen Englisch übersetzte Wort »Ressourcen« meint hier fachsprachlich Erinnerungsvermögen, Vorstellungskraft, geistige Kommunikation und die Fähigkeit des Gehirns, auf Sinneseindrücke oder Botschaften zu reagieren, die von Nervenbahnen übermittelt werden.

Obwohl alle Erlebnisse einschließlich der Geburt im Langzeitgedächtnis aufgezeichnet werden, reicht unser bewusstes Erinnerungsvermögen im Allgemeinen nur bis ins fünfte Lebensjahr zurück. Der fehlende Anfang kann mit NLP rückwärts bis zum Eintritt ins Leben bewusst gemacht werden. Manchmal soll es sogar gelingen, vorgeburtliches Erleben aus den letzten drei Schwangerschaftsmonaten in Erinnerung zu rufen.

Anders verhält es sich allerdings mit schrecklichen Erlebnissen aus weit zurückliegender Vergangenheit (Missbrauch, Vergewaltigung), die der Klient seelisch noch nicht verarbeitet hat, so dass sein Leben immer noch davon überschattet wird. Sachkundiges NLP vermag anzuleiten, solche Erlebnisse in der Rolle eines Außenstehenden wie einen Film vor dem inneren Auge von Neuem ablaufen zu lassen und zugleich die gegenwärtig mögliche Reaktion darauf im Gedächtnis des Klienten vorrangig zu programmieren. Wenn ein derartiger Fall gekonnt ins Visier genommen wird, kann zuweilen eine einzige Sitzung genügen, um in Sekundenschnelle dauerhaft Abhilfe zu schaffen.

Fast alles Erlebte, was einen Menschen seelisch belastet, ist durch NLP auf solche Weise umkehrbar. Indem Erinnerungsvermögen und Vorstellungskraft dafür aktiviert werden, erfährt der Klient – sofern er sachkundig angeleitet wird – die heilsame Wirkung von Selbsthypnose und Meditation.

Bei den vielseitigen psychosomatischen Aufgaben, denen wir uns heute gegenübersehen – ohne dass es sich im engeren medizinischen Sinn um Krankheiten handelt –, liegt es auf der Hand, dass im Rahmen dieser Darstellung nur ein Bruchteil der Probleme, die durch NLP ohne weiteres lösbar sind, angesprochen werden kann.

Die MORA-Therapie

Das Prinzip der MORA-Therapie besteht darin, körpereigene elektromagnetische Schwingungen des Patienten mit neuzeitlichen Geräten zu erfassen und sowohl zum Erkennen von Störungen (Diagnose) als auch zur Heilung einzusetzen. Es ist also eine sogenannte Bioresonanztherapie. Das Wort »MORA« ist ein Akronym und geht auf die Namen der Begründer dieser Methode zurück, Franz Morell (1921–1990) und Erich Rasche (1946–2010).

Dabei werden Erfahrungen aus der Akupunktur mit den Grundbegriffen der Homöopathie zusammengeführt und in Verbindung mit modernen Diagnoseverfahren, wie zum Beispiel der Elektroakupunktur nach Voll und dem daraus hervorgegangenen Vegatest (vegetativer Reflextest), erfolgreich genutzt.

Das Besondere daran ist, dass im Allgemeinen keine Medikamente verabreicht, sondern nur deren elektromagnetische Schwingungen auf den Patienten übertragen werden.

Mit modernen Forschungsmethoden wurde nachgewiesen, dass die biochemischen Vorgänge im Organismus, also auch Krankheiten, oft von solchen Schwingungen ausgelöst und aufrechterhalten werden. Die Energie dieser Quanten ist so gering, dass sie mit den herkömmlichen Messinstrumenten noch nicht festzustellen ist. Aber indirekt kann sie an biophysikalischen Reaktionen, zum Beispiel Veränderungen des Hautwiderstands, gemessen werden.

Um das Prinzip zu verstehen, müssen Forschungsergebnisse der Atomphysik herangezogen werden: Wir wissen heute, dass jedes Atom einem winzigen Planetensystem vergleichbar ist, das mit artspezifischer Frequenz elektromagnetische Schwingungen ausführt, die in ihrer Gesamtheit fast alle Lebensvorgänge im Organismus steuern. Solange das störungsfrei geschieht, was mit den eingangs erwähnten Geräten messbar ist, fühlen wir uns gesund. Wenn jedoch Abweichungen auftreten, die ebenfalls messbar sind, besteht das Behandlungsverfahren darin, gestörte patienteneigene Schwingungen im Gerät zu normalisieren und verstärkt zurückzugeben.

So soll die Selbstheilung des Patienten gestärkt werden, und in vielen Fällen kann auf medikamentöse Behandlung verzichtet werden.

Gelegentlich ist es nötig, ein schulmedizinisch verordnetes Medikament auf Nutzen, Verträglichkeit und / oder unerwünschte Nebenwirkungen hin zu prüfen. Auch dies ist im Zuge der MORA-Therapie über den Vegatest möglich. Wo die Schwingungsfrequenz einer Arznei die patienteneigenen Werte ergänzt, erleichtert das Prüfverfahren die Potenzierung. Wenn sich jedoch das Gegenteil herausstellt, werden unnütze oder gar schädlich wirkende Stoffe abgesetzt, was in unzähligen Fällen rasche Besserung oder Heilung bewirkt hat.

Selbstverständlich hat die MORA-Therapie wie jedes andere Heilverfahren ihre Grenzen. Akute Erkrankungen, Vergiftungen und andere Notfälle, bei denen wegen ihres rapiden Verlaufs für ärztliches Eingreifen höchste Eile geboten ist, bleiben ausgenommen. Aber chronische Leiden, Allergien, die meisten Erkrankungen des rheumatischen Formenkreises und manche Hautkrankheiten, zum Beispiel auch die Neurodermitis, die mit schulmedizinischen Methoden nur unzulänglich zu beeinflussen sind, können durch diese individuell zielende Therapie mit Aussicht auf dauerhaften Erfolg unterstützend behandelt werden.

Dem Plan folgt die Tat

Das ist nun eine Fülle von Informationen, die Sie bis zu dieser Stelle des Buches aufgenommen haben, und vielleicht wissen Sie noch nicht so recht, wie Sie das Ganze in Ihrem Alltag umsetzen sollen. Glücklicherweise gelten auch hier die altbekannten Regeln, dass eine Reise von tausend Meilen mit dem ersten Schritt beginnt und man nur eines nach dem anderen schaffen kann. Sie könnten also zum Beispiel so anfangen, wie es im Folgenden vorgeschlagen wird:

- Nehmen Sie einen Stift und mehrere Blatt Papier zur Hand.
- Gehen Sie gedanklich die Maßnahmen durch, die in diesem Buch empfohlen werden, und überlegen Sie, bei welchen davon Sie für sich und / oder Ihre Familie Probleme vermuten. Nehmen Sie gegebenenfalls das Buch zur Hand.
- Notieren Sie diese Probleme, und zwar je Punkt ein Blatt.
- Sortieren Sie die Blätter dann nach Schwierigkeitsgrad, also danach, wie leicht die Vorschläge Ihrer Meinung nach umsetzbar sind und / oder wie schnell sie realisiert werden können.
- Beginnen Sie zuerst bei den einfacher veränderbaren Punkten wie der Ernährungsumstellung, dann vielleicht mit der Optimierung Ihres persönlichen Umfelds und der Entwicklung von Strategien, wie Sie auch langfristige Ziele erreichen.

- Nehmen Sie sich nicht zu viel vor, sondern beginnen Sie erst bei Schritt 2, wenn Schritt 1 in Ihrem Lebensrhythmus integriert ist.
- Freuen Sie sich über kleine Erfolge, sie bringen Sie weiter zum Ziel.
- Achten Sie auf Disziplin und Ausdauer.
- Machen Sie täglich einen Plan und führen Sie eine Erfolgsbilanz.
- Ärgern Sie sich nicht darüber, wenn etwas nicht oder nicht auf Anhieb so funktionieren sollte, wie Sie sich das vorgestellt haben. Sondern denken Sie bitte stets daran: Es kommt nicht darauf an, was hinter Ihnen liegt, sondern vor Ihnen.
- Wenn Sie also das Gefühl haben, sich im Kreis zu drehen und nicht weiterzukommen, beginnen Sie einfach noch einmal von vorn und räumen Sie anderen Punkten erste Priorität ein. Besser als aufzugeben ist das allemal!

Dabei wünsche ich Ihnen alles Gute und viel Erfolg!

Bei Fragen oder Problemen können Sie auch den Autor unter info@fincageschichten.de kontaktieren.

Dank

Ich sage danke für das Vertrauen, das mir meine Patienten entgegengebracht haben, danke auch den vielen Helfern und Helferinnen, die meinen bisherigen Weg begleitet haben. Mein ganz besonderer Dank gilt wiederum meiner Frau Renate, ohne die ich auch dieses Buch kaum verwirklicht hätte.

Joachim Bernd Vollmer

Anhang

Die Aluminium- und Schwermetallbelastung

Unsichtbare Gifte fügen uns Schaden zu. Wenn ich von Giften spreche, meine ich außer den klassischen, schnellwirkenden Giften wie Arsen oder Zyankali die meist langsamer schädigenden, aber allenthalben präsenten Gifte aus der Ernährung und der Umwelt. Nicht nur durch Kontakte oder die Nahrungsaufnahme, sondern vor allem durch die Luft schleichen sich feinste Teilchen in unseren Körper ein, die unsere Zellen und ihre wichtigsten Funktionen beeinträchtigen und letzten Endes ausschalten. An vorderster Front stehen hier Aluminium und die Schwermetalle!

In der Natur kommen giftige Metalle wie Blei, Cadmium, Quecksilber und Aluminium nur in sehr geringen Mengen vor. Schon vor Tausenden von Jahren hat der Mensch jedoch begonnen, verschiedene Metalle abzubauen und für seine Zwecke einzusetzen. Heutzutage gewinnt die moderne Industrie sie in großen Förderanlagen konzentrierter und verteilt sie indirekt wieder in die gesamte Umwelt. Nahrung, Wasser und Luft sind mit diesen stark giftigen Stoffen belastet. Sie neigen dazu, sich überall (auch in unserem Körper) abzulagern, und zwar bevorzugt in Knochen, Leber, Gehirn und Nieren.

Schwermetalle haben für den menschlichen Organismus eine fatale Eigenart: Sie lassen sich nur schwer auf normalem Wege ausscheiden. Vor der Industrialisierung war die

Belastung der Stadtbevölkerung 500- bis 1000-mal geringer als heute, was man etwa am Bleigehalt in den Knochen aus damaliger und heutiger Zeit nachweisen kann. Aber auch bei nur geringfügiger Belastung tragen giftige Metalle zu vielen modernen Leiden wie zum Beispiel Krebs, Bluthochdruck und Lernschwächen bei Kindern bei. Bei vielen chronischen Erkrankungen und vor allem auch bei Neurodermitispatienten findet man häufig Schwermetallbelastungen wie Nickel, Blei, Quecksilber oder auch Kupfer.

Die Amalgamentfernung und Schwermetallausleitung

Wenn Sie Amalgamplomben fachgerecht entfernen lassen möchten, müssen Sie zum Zahnarzt gehen. Dabei sind bestimmte Vorsichtsmaßnahmen zu beachten. Und die Abfälle müssen vorschriftsgemäß entsorgt werden. Eine Expertenkommission am Robert Koch-Institut empfiehlt Frauen, während der Schwangerschaft und der Stillzeit vorsorglich auf eine Erneuerung der quecksilberhaltigen Füllungen zu verzichten.

Schwermetallbelastungen lassen sich zuverlässig und einfach über einen in Australien entwickelten Schwermetalltest mittels einer Substanz namens Tessol über den Urin austesten. Mittlerweile gibt es in Deutschland schon eine relativ große Anzahl von Therapeuten, die dieses Testverfahren einsetzen. Adressen von spezialisierten Therapeuten in Ihrer Nähe finden Sie leicht, wenn Sie die entsprechenden Stichwörter in einer Internet-Suchmaschine eingeben. Oder fragen Sie einfach Ihren Arzt, Heilpraktiker oder Apotheker.

Eine mögliche, von mir bei positivem Befund oft eingesetzte Substanz ist das von der Firma Heyl hergestellte Produkt DMPS (Dimaval) zur Schwermetallausleitung. Die Art einer Ausleitung sollten Sie allerdings Ihrem Therapeuten überlassen. Hier ist von Selbstversuchen dringend abzuraten.

Bei der Alzheimer-Erkrankung spielen Blei, Quecksilber (etwa aus Amalgamplomben) und Zinn vermehrt eine Rolle. Selbst an Haarausfall können Schwermetalle mit beteiligt sein. Und schon manches ungewollt kinderlose Paar konnte nach einer Schwermetallausleitung seinen Kinderwunsch erfüllen.

Chronische Metallbelastungen sind heute also viel häufiger, als man denkt, und sie werden leider vollkommen unterschätzt. Metalle führen zu Zell- und Gewebeschädigungen, Entzündungen und beschleunigten Alterungsvorgängen. Sie sind ursächlich an alltäglichen Erkrankungen mitbeteiligt, und was als besonders erschwerend hinzukommt: Sie verdrängen wichtige Mineralstoffe und Spurenelemente von ihren Wirkungsstellen, so dass eine Blockierung des Stoffwechsels stattfindet. Es kommt zu Mangelerscheinungen der verdrängten Stoffe (zum Beispiel Magnesium- und Zinkmangelsymptome). Chronische Metallbelastungen können lebenswichtige körpereigene Eiweiße verändern, was zu erhöhter Infektanfälligkeit, deutlich gesteigerten Überempfindlichkeitsreaktionen und nicht zu unterschätzenden Autoimmunerkrankungen führen kann, wofür von der Neurodermitis Betroffene besonders anfällig sind.

Mit ihren Oxidationseigenschaften können sie Körper-

265

fette verändern, also ranzig machen. Da Fette Bestandteil jeder Zellwand sind, können dadurch der Transport von Nährstoffen in die Zellen und der Ausstrom von Abfallstoffen zurück ins Blut empfindlich gestört werden.

Chronische Metallvergiftungen kann man in Geweben wie Knochen, Zähnen, Haaren, im Blut, im Urin und an bzw. in den Organen feststellen. Bei Mehrfachbelastungen können sich die verschiedenen Schadstoffe in ihrer Giftstoffwirkung vervielfachen, daher sind Grenzwerte für Einzelstoffe Augenwischerei.

Wir wollen hier nur die wichtigsten und am häufigsten vorkommenden ansprechen, was keineswegs bedeutet, dass nichtaufgeführte weniger Probleme verursachen können, sie sind halt nur seltener anzutreffen. Alle sind sie auch und gerade für Neurodermitiker relevant, so dass die Betroffenen im besonderen Maße darauf achten müssen, die Substanzen möglichst aus ihrem Leben fernzuhalten bzw. geeignete Entgiftungsmaßnahmen durchführen zu lassen.

Aluminium

Aluminium wird von den Pflanzen durch die zunehmende Säurebelastung unserer Böden vermehrt aufgenommen. Wir bekommen mit der Nahrung täglich im Durchschnitt sechs Milligramm Aluminium. Wenn Speisen nun noch im Aluminiumgeschirr zubereitet (saure Lebensmittel lösen viel Aluminium aus dem Topf!) und in Alufolie aufbewahrt werden, kann sich die Aufnahme um das Zwei- bis Dreifache erhöhen.

In Backpulver, Weißmehl (als Bleichmittel), Schmelzkäse sowie sauer eingelegten Gemüsekonserven steckt Aluminium, und es wird auch sehr gern als Antiklumpmittel in Kaffeeweißern, als Trennmittel auf Kaugummistreifen, Salz und Gewürzen benutzt. Aluminiumverbindungen finden sich zudem in Körperpflegemitteln (Deodorant, Zahnpasta), in Medikamenten gegen Magenübersäuerung (Antazida), Durchfallmitteln (Kaolin, Attapulgite, Bolus) und in so manchen Lipidsenkern (Cholesterinpräparaten / Aluminiumclofibrat). Hinzu kommen Industrieemissionen aus der Herstellung von Aluminium, der Papier-, Glas-, Porzellan- und Textilindustrie.

Aluminium kann an Anämie beteiligt sein, weil es dieselben Speichereiweiße wie Eisen besetzt. Und es kann den Knochenstoffwechsel beeinträchtigen, Arthritis begünstigen, Beschwerden des Nervensystems wie zum Beispiel Gedächtnis- und Sprachstörungen, Antriebslosigkeit und Aggressivität fördern und führt auf jeden Fall mit der Zeit zu Leber- und Nierenschädigungen (dagegen hilft auch ein Leberentgiftungsprogramm, wie ich es in meinem Buch *Die heilsame Leber- und Gallenreinigung* vorstelle). Aluminium stört nachweislich den Stoffwechsel von Calcium, Chrom, Eisen, Fluor, Kupfer, Magnesium, Phosphor, Silizium, Zink, Vitamin B_6 und D. Achten Sie also darauf, die genannten gefährlichen Produkte zu meiden.

Blei

Durch die Bleiverwertung nahm die Konzentration des Schwermetalls in der Umwelt mit fortschreitender Industrialisierung exponentiell zu. Im Jahr 1965 war die Bleikonzentration in der Luft bereits 400-mal so hoch wie etwa zu Zeiten Christi. Analysen menschlicher Knochen ergaben einen mindestens hundertmal so hohen Bleigehalt wie vor 1600 Jahren.

Viel Blei stammt aus dem Fahrzeugverkehr und aus Müllverbrennungsanlagen, es belastet oberflächlich die Pflanzen durch bleihaltige Stäube (nicht nur deswegen muss man Gemüse und Obst gründlich in lauwarmem Wasser waschen und mit Küchenkrepp trockenreiben). Landwirtschaftliche Böden sind durch schwermetallhaltige Mineraldünger und Klärschlämme belastet. Erhöhte Bleikonzentrationen in Konserven stammen von den Lötstellen der Weißblechdosen. Man sollte also keine Lebensmittel in geöffneten Dosen stehen lassen! Blei kann vereinzelt auch noch aus alten Trinkwasserrohren gelöst werden (in alten Häusern). Zigaretten und Kerzen sind weitere Bleiquellen.

Die Folgen chronischer Bleibelastungen sind Lernschwächen, verminderte Intelligenz und Hyperaktivität von Kindern, da sie es intensiver aufnehmen als Erwachsene (die Resorption liegt bei Erwachsenen um zehn Prozent, bei Kindern um 50 Prozent). Weitere Folgen können Appetitmangel, Bauchkrämpfe, Durchfall, Bluthochdruck, Depressionen, Erschöpfung, Reizbarkeit, Krebs, Gelenkschmerzen, Herzerkrankungen, Immunschwäche, Schlaflosigkeit oder chronische Kopfschmerzen sein. Blei stört den Stoffwechsel von Eisen, Calcium, Phosphor, Zink, Vitamin C und auch D.

Cadmium

Cadmium gelangt über die Müllverbrennung und Klärschlämme in die Böden, wo es sich ansammelt und über Pflanzen und Tiere in den menschlichen Organismus kommt. Gemäß der Weltgesundheitsorganisation WHO beträgt die für den Menschen verträgliche Menge 0,4 bis 0,5 Milligramm pro Woche. Nach jüngeren Erhebungen sollen 60 Prozent der deutschen Bevölkerung diesen Wert bereits überschritten haben.

Quellen von Cadmium sind vor allem Instantkaffee, Austern und Muscheln aus verseuchten Gewässern, Konservendosen, Gelatine, belastete Nahrung, Zigarettenrauch oder Getränke, deren Wasser aus verseuchtem Grundwasser stammen könnte (in der Nähe von Färbereien, Farbenherstellern, tabakverarbeitenden Firmen, Produzenten von Insektiziden oder Rostschutzmitteln). Mögliche Folgen einer Cadmiumbelastung sind Blutarmut, Bluthochdruck, ein erhöhtes Krebsrisiko, Fruchtbarkeits- und Wachstumsstörungen, Gelenkentzündungen, Knochenstörungen, Haarausfall, trockene, schuppige Haut, Herzkrankheiten, Lernschwäche, Hyperaktivität, Immunschwäche, Infektanfälligkeit, Lungenschädigungen, Nierensteine, Nierenschäden oder auch Zinkmangelerscheinungen. Cadmium stört den Stoffwechsel von Eisen, Kupfer, Zink sowie den Vitaminen D und E.

Quecksilber

Quecksilber gelangt immer noch in großen Mengen in Luft, Böden und Grundwasser, kommt aber auch in die Nahrungskette und führt zu schleichenden Vergiftungen. Der Streit um die Schädlichkeit der quecksilberhaltigen Amalgamplomben geht hierzulande weiter, dabei sind sie bereits seit Jahren beispielsweise in Russland oder Japan verboten worden. Dort ist man in dieser Hinsicht wohl etwas weiter als bei uns. Man weiß schon sehr lange, dass Quecksilberverbindungen bereits in winzigen Konzentrationen giftig sind. Hier sei an das Unglück von Minamata (Japan) erinnert, wo in den fünfziger Jahren quecksilberhaltige Industrieabfälle aus der Acetylaldehyd-Produktion ins Meer geleitet wurden und dort zu schweren neurologischen Schäden bei der Bevölkerung führten und verantwortlich dafür waren, dass damals vermehrt geistige Behinderungen bei Kindern auftraten. Eine zweite Quecksilber-Massenvergiftung ereignete sich im Jahr 1964 in der Präfektur Niigata am Fluss Agano. Der gleiche Produktionsprozess war auch hier die Ursache.

Industrieemissionen und Mülldeponien sorgen immer noch für belastete Böden und Gewässer. Durch biologische Reaktionen in der Natur wird Quecksilber in die fettlösliche Form Methylquecksilber umgewandelt, welches über die Nahrung in den Körper gelangt. Seine Zielorgane sind vor allem die Nerven.

Hauptquellen sind Nahrungsmittel wie große Fische, Austern und Muscheln aus verseuchten Gewässern, Getreide, Kartoffeln, Pilze, Pestizide und Fungizide, Industrieabfall und Amalgamfüllungen (Schweden hat als erstes europäisches Land Amalgamfüllungen verboten). Übrigens kann das Fluor aus der Zahnpasta es vermehrt aus den Füllungen herauslösen. Quecksilberdämpfe können durch die Nasenschleimhaut direkt zum Gehirn transportiert werden.

Folgen von chronischer Quecksilberbelastung können sein: Atemschwierigkeiten, erhöhtes Krebsrisiko, Gehirnschäden, Konzentrationsschwäche, Kopfschmerzen, Hautausschlag, Immunschwäche, Infektanfälligkeit, Müdigkeit, Schlaflosigkeit, Netzhautschädigungen, Nervenschäden,

Tremor (Zittern), Gehörschwäche und Zinkmangelsymptome. Quecksilber stört den Stoffwechsel von Eisen, Kupfer, Selen, Zink, Vitamin B_1, B_2, B_6 und E. [56]

Die Universität Erlangen hat im Speichel von Amalgamträgern 4,9 Mikrogramm Quecksilber pro Liter gemessen. Nach zehnminütigem Kaugummikauen kletterten die Werte bis auf knapp 200 Mikrogramm. Die Trinkwasserverordnung erlaubt einen maximalen Quecksilbergehalt von einem Mikrogramm pro Liter. Zieht man aus diesem Sachverhalt die naheliegenden Konsequenzen, so kommentiert die Internationale Gesellschaft für ganzheitliche Zahnmedizin treffend, »dann müsste den Amalgamträgern – quasi als Schutz vor sich selbst – das Schlucken von Speichel verboten werden«.

Angeblich sind Zahnfüllungen aus Amalgam völlig ungefährlich. Wenn Ihr Zahnarzt aber Ihre Amalgamfüllungen entfernt, ist er gesetzlich verpflichtet, die entfernten Plomben als Sondermüll zu entsorgen. Ungefährlicher Sondermüll? Seit wann gibt es das denn?

Genügend Studien belegen heutzutage die Giftstoffwirkung von Quecksilber, und auch ich konnte bei positivem Quecksilberbefund und nachfolgender Ausleitung häufig eine vollkommene Erscheinungsfreiheit verschiedenster Krankheitssymptome wie auch bei der Neurodermitis feststellen!

Der Neurodermitis-Ernährungsplan
nach Schwedler / Vollmer

Wertstufen	I Besonders empfehlenswert	II Sehr empfehlenswert
Lebensmittel-technologie	Unveränderte Lebensmittel: kühl lagern, vor Gebrauch waschen, entspelzen, Getreide keimen, garen im eigenen Saft (dünsten), dämpfen	Bearbeitete Lebensmittel: schneiden, hobeln, raspeln, schroten, mahlen, schälen, pressen, fermentieren mit Hilfe von Milchsäurebakterien (zum Beispiel Sauerkraut), Lufttrocknung (zum Beispiel Gewürze)
Getränke	Quellwasser (oder zum Beispiel Volvic), Kräutertees, Rooibusch-Tee natur, grüner Tee, Pu-Erh-Tee	Brunnenwasser (kontrolliert), Apfelsaft natur

Hier finden Sie nun die Tabelle mit Lebensmitteln, die Sie als Neurodermitispatient bevorzugen bzw. meiden sollten. Nähere Erläuterungen dazu gebe ich im »Ernährungsplan bei Neurodermitis« im Kapitel »Unsere Ernährung«.

III Empfehlenswert, »Ab-und-zu- Lebensmittel«	IV Nicht empfehlenswert, »So-gut-wie-nie- Lebensmittel«	V Verboten für mindestens ein Jahr, »Keinesfalls- Lebensmittel«
Erhitzte Lebensmittel: Tiefgefrorenes, darren, kochen, backen, pasteurisieren, heiß pressen, pressen mit hohem Druck, Hitzetrocknung (zum Beispiel Obst)	Verarbeitete Lebensmittel: Keime abtrennen, filtern, sieben (Auszugsmehle), polieren (Reis), braten, rösten, ultrahoch erhitzen, sterilisieren, Mikrowelle verwenden, sprühtrocknen, konservieren mittels Vakuum, Alkohol, Pökelsalz, Salz, Zucker, Konservierungsmitteln, bestrahlen oder begasen, färben, bleichen, desodorieren, klären, extrahieren, hydrieren	Isolierte Lebensmittelsubstanzen und Fertigprodukte: isolieren, destillieren, kristallisieren, »gentechnisieren«, raffinieren (isolierte Zucker), synthetisieren (Kunstprodukte). Das wesentliche Merkmal der hier aufgeführten Produkte ist die kombinierte Anwendung verschiedener Be- und Verarbeitungsverfahren. Sie sind durchweg sehr lange lagerfähig.
Tafelwasser (Mineralwasser), Mate-Tee, Getreidekaffee, Kombucha	Gechlortes Leitungswasser, Kakao- und Schokoladengetränke, Bohnenkaffee, schwarzer Tee, Bier, Wein, Malzkaffee, Kakao (ungezuckert)	Limonaden, Colagetränke, Instantgetränke, Spirituosen, Malzkaffee, Kakao (ungezuckert), Proteindrinks, mineralstoffhaltige Getränke, Energydrinks, Früchtetees (Hagebutten)

Wertstufen	I Besonders empfehlenswert	II Sehr empfehlenswert
Getreide	Gekeimtes Getreide: Weizen, Roggen, Gerste, Hafer, Hirse, Buchweizen, Grünkern, Mais, Naturreis	Vollkornschrot, Vollkornmehl, unerhitzte Getreide- flocken, frisch geschrotetes und eingeweichtes Getreide (Frischkornmüsli), hohe Mehltypen (Weizen: Typen 1600 bis 2000, Roggen: Typen 1590 bis 1800), Knäckebrot, Reis
Gemüse (frisch)	Blütengemüse, Blattgemüse, Stengel- gemüse, Fruchtgemüse, Wurzelgemüse, Sauerkraut	Zerkleinertes, frisches Gemüse, milchsaures Gemüse, unerhitzte Gemüsesäfte, verkeimte Hülsen- früchte, Kartoffeln, Avocados
Obst (mengenmäßig eingeschränkt)	Kernobst, Steinobst, Beerenobst, Wasser- melonen, Bananen, Mangos, Papayas, Feigen, Datteln	Zerkleinertes, frisches Obst, unerhitzte Fruchtsäfte, außer »verbotenen Früchten« (siehe Kategorie V)

III Empfehlenswert, »Ab-und-zu- Lebensmittel«	IV Nicht empfehlenswert, »So-gut-wie-nie- Lebensmittel«	V Verboten für mindestens ein Jahr, »Keinesfalls- Lebensmittel«
Erhitztes Getreide (auch Hirse, Mais, Vollreis, Buchweizen), erhitzte Getreidespeisen (zum Beispiel Suppen, Aufläufe, Pfannku-chen), gedarrtes Getreide (zum Beispiel Grünkern), Getreide-flocken, Brot, Kuchen, Knäckebrot, Zwieback, Kekse, Dauerbackwa-ren, Mehlspeisen, unter anderem aus Vollkorn-mehlen oder hohen Mehltypen ohne Hefe	Getreideflocken ohne Keim, Auszugsmehle und mittlere Mehltypen (Weizen: 1200, Roggen: 1370), Kleie, Cornflakes, Brot, Kuchen, Zwieback, Kekse, Dauerbackwa-ren, Mehlspeisen, unter anderem aus Auszugs-mehlen oder mittleren Mehltypen	Isolierter Zucker, Frucht- und Trauben-zucker, Malzzucker, Zuckeraustauschstoffe, isolierte Stärke, isolierte Ballaststoffe, isolierter Alkohol, Schlankheits-präparate, Eiweiß-präparate für Sportler
Erhitzte Hülsenfrüchte, tiefgefrorenes Gemüse, erhitzte Gemüsesäfte, Champignons (lieber dämpfen oder garen)	Gemüsekonserven	Isolierter Zucker, isolierte Stärke, isolierte Proteine, isoliertes Lecithin, isolierte Aromastoffe, isolierter Alkohol, »Sojafleisch«, Tomaten, Blumenkohl, Paprika, Pilze, Fertiggerichte
Tiefgefrorenes Obst, erhitzte Fruchtsäfte	Obstkonserven, Fruchtnektare, Fruchtsaftgetränke, Erdbeeren, erhitztes Obst (zum Beispiel Kompott)	Isoliertes Pektin, isolierte Aromastoffe, isolierte Enzyme, isolierter Alkohol, Fruchtsaftgetränke, Pfirsiche, Aprikosen, Hagebutten, Johannis-beeren, Sanddorn, Holunder, Zitrusfrüchte

Wertstufen	I Besonders empfehlenswert	II Sehr empfehlenswert
Milch und Milchprodukte (mengenmäßig eingeschränkt)		
Fleisch, Fisch, Eier		
Öle und Fette, Samen und Nüsse	Ölfrüchte (Oliven), Pflanzensamen, zum Beispiel Sonnen-blumen- und Sesam-kerne, Mandeln, geschält, Macadamia-nüsse, Pinienkerne, Esskastanien	Kaltgepresste Öle (unraffiniert), Kürbiskernöl, Olivenöl

III Empfehlenswert, »Ab-und-zu- Lebensmittel«	IV Nicht empfehlenswert, »So-gut-wie-nie- Lebensmittel«	V Verboten für mindestens ein Jahr, »Keinesfalls- Lebensmittel«
Aus Vorzugsmilch bzw. Rohmilch hergestellt: Dickmilch, Sauermilch, Joghurt, Kefir, saure Sahne, Landbutter, Butter mild, Rohmilchkäse bis 30 Prozent Fett in der Trockenmasse, Quark, Molke	Vorzugsmilch (Rohmilch), ultrahocherhitzte Milch (H-Milch), fettarme Milch, H-Sahne, Kondensmilch, Trockenmilch (Milchpulver), Käsekonserven, Schmelzkäse, Molkenpulver	Isoliertes Käsein, Molkenprotein, isolierter Milchzucker, isolierte Vitamine, isoliertes Lecithin, Sterilmilch, Schlankheitspräparate, Präparate für Sportler, Speiseeis mit isolierten Zuckern
Erhitztes Fleisch, erhitzter Fisch, erhitzte Eier, »No Egg« (Ei-Ersatz)	Fischkonserven, Wurstkonserven, konservierte Eier (Soleier), Eipulver	Isoliertes Protein, Schwein, Wildschwein, Wurst, Fertiggerichte
Geröstete oder erhitzte Pflanzensamen, Ghee (erhitzte und gefilterte Butter), Kokosfett	Ungeklärte Pflanzenmargarine, heißgepresste oder extrahierte, raffinierte Fette und Öle, das heißt fast alle Margarinen und Öle sowie Platten- und Kunstspeisefette, Brat- und Backfette (Shortenings), geröstete und gesalzene Nusskerne	Mehrmals erhitzte Öle (zum Beispiel beim Frittieren), Nuss-Nougat-Erzeugnisse (mit isolierten Zuckern), Nüsse (frisch geraspelt), Erdnüsse, Walnüsse, Pecannüsse, Haselnüsse

Wertstufen	I Besonders empfehlenswert	II Sehr empfehlenswert
Gewürze und Salz	Frische Garten- oder Wildkräuter, frische Gewürzwurzeln (zum Beispiel Meerrettich, Gewürzsamen), Apfelessig	Luftgetrocknete Kräuter, Wurzeln und zerkleinerte Samen, Fleur de Sel, schwarzes Salz (eingeschränkt), selbstgemachte Gemüsebrühe
Süßmittel (mengenmäßig sehr eingeschränkt)	Frisches, süßes Obst und Gemüse, zum Beispiel Weintrauben, Birnen, Bananen, Wasser- und Honigmelonen, Stevia	Eingeweichtes ungeschwefeltes Trockenobst, zum Beispiel Rosinen, Feigen, Datteln, Apfelschnitze, Ahornsirup, Agavendicksaft, Mandelmus

III Empfehlenswert, »Ab-und-zu- Lebensmittel«	IV Nicht empfehlenswert, »So-gut-wie-nie- Lebensmittel«	V Verboten für mindestens ein Jahr, »Keinesfalls- Lebensmittel«
Erhitzte Kräuter, Wurzeln und Samen, Obst- und Weinessig, Meersalz (Vollmeer- salz), Gemüsebrühe ohne Hefe, Molke- pulver (ohne Tomaten und Paprika)	Gewürzextrakte, Kochsalz, Sojasauce, Hefeflocken, Worcestersauce	Isolierte Aromastoffe, künstliche Aromastoffe, Kräuter-Fertigsaucen (Salatdressings), mit »E« deklarierte Nummern von Zusatzstoffen, die nicht bekannt sind, Branntweinessig, Essigessenz, Konservie- rungsstoffe, Geschmacksverstärker wie Glutamat oder Hefeextrakt
Nicht in konzentrierter Form: Apfel- oder Birnendicksaft, kaltgeschleuderter Honig, Pflaumenmus	Nicht in konzentrierter Form: Apfeldicksaft, Birnendicksaft, Zuckerrübensirup, Melasse, »granoVita Ur-Süße«	Isolierter Zucker, zum Beispiel weißer und brauner Zucker, Frucht- und Trauben- zucker, alle Zucker- austauschstoffe, Kunsthonig, künstliche Süßstoffe, Süßwaren (Aspartam)!

Der Pollenflugkalender für Deutschland

XXX = Hauptblüte X = Vor- und Nachblüte	Januar	Februar	März	April	Mai
Erle		XXX	XXX		
Haselnuss		XXX	XXX	XXX	
Pappel			XXX	XXX	
Weide			XXX	XXX	
Ulme			XXX	XXX	
Ruchgras				XXX	XXX
Birke				XXX	X
Buche				XXX	X
Esche				XXX	X
Löwenzahn				X	XXX
Roggen					XXX
Wiesenrispengras					XXX
Knäuelgras					XXX
Goldhafer					XXX
Kiefer / Pinus					XXX
Schwingel					XXX
Spitzwegerich					XXX
Eiche					X
Lolch					X
Lieschgras					X
Gerste					X
Weizen					X
Holunder					
Glatthafer					
Honiggras					
Straußgras					
Linde					
Kammgras					
Hafer					
Mais					

Juni	Juli	August	September	Oktober	November	Dezember
XXX	XXX	X				
X	X	X	XXX			
XXX						
XXX	X	X				
XXX		X				
XXX		X	X			
XXX	XXX					
XXX	XXX	X	X			
XXX	XXX	XXX	X			
XXX						
XXX	XXX	X				
XXX	XXX	X	X			
XXX	X					
XXX	X					
XXX	XXX					
XXX	XXX					
XXX	XXX	X				
XXX	XXX	X				
XXX	XXX	X				
XXX	XXX	X	X			
X	XXX	X				
X	XXX	X				

Literatur

Bowlby, J.: *Bindung: Eine Analyse der Mutter-Kind-Beziehung*, Kindler, Berlin 1982

Bruker, Max O., und Ilse Gutjahr: *Zucker, Zucker. Krank durch Fabrikzucker*, Emu, Lahnstein 1991

Csikszentmihalyi, Mihaly: *Das* flow-*Erlebnis. Jenseits von Angst und Langeweile im Tun aufgehen*, Klett-Cotta, Stuttgart 1996

Hirte, Martin: *Impfen Pro & Contra. Das Handbuch für die individuelle Impfentscheidung*, Knaur MensSana, München 2012

Petri, Horst: *Umweltzerstörung und die seelische Entwicklung unserer Kinder*, Kreuz, Zürich 1992

Reckeweg, Hans-Heinrich: *Schweinefleisch und Gesundheit*, Aurelia, Baden-Baden 2001

Rosival, Vera: *Wegweiser zur Naturheilkunde*, Dr. Vera Rosival Verlag, München 1997

Spelsberg, Gerd: *Essen aus dem Genlabor*, Die Werkstatt, Göttingen 1993

Spork, Peter: *Der zweite Code: Epigenetik oder Wie wir unser Erbgut steuern können*, Rowohlt, Reinbek 2009

Vollmer, Joachim Bernd: *Gesunder Darm, gesundes Leben*, Knaur MensSana, München 2010

—, *Die heilsame Leber- und Gallenreinigung. Basis Ihrer Gesundheit*, Knaur MensSana, München 2012

Wettig, Jürgen: »Frühe Bindungserfahrung beeinflusst Genaktivität«, *Hessisches Ärzteblatt* 4/2010, S. 223 ff.

Anmerkungen

1 Von den griechischen Begriffen *neúron* (»Sehne, Flechse, Nerv«), *dérma* (»Haut«) und »-itis« (als Bezeichnung für eine Entzündungskrankheit).

2 Vom lateinischen *disseminare* für »aussäen, verbreiten«.

3 Vom lateinischen *generalis* für »allgemein«.

4 Vom lateinischen *diffusus* für »ausgebreitet«.

5 Auch »atopisches Ekzem«. Der Begriff ist abgeleitet von den griechischen Wörtern *atopía* für »Ortlosigkeit« (weil die Symptome keinem bestimmten Körperteil zuzuordnen sind) und *ékzema* für »Aufgegangenes«.

6 Vom lateinischen *prurigo* für »Geilheit, juckender Grind am Körper«.

7 Vom lateinischen *flexura* für »Biegung, Krümmung«.

8 Von dem lateinischen *exsudatum* für »das Ausgeschwitzte« und dem griechischen *diáthesis* für »Zustand, Verfassung«.

9 Vom lateinischen *constitutio* für »Verfassung, Zustand«.

10 Von dem griechischen *iatrós* für »Arzt« und dem lateinischen *generare* für »hervorbringen«.

11 »Cortison« oder »Kortison« ist ein Kunstwort zu »Kortikosteron«, gebildet aus dem lateinischen *cortex,* Genitiv *corticis,* für »Rinde« (womit die äußere Zellschicht eines Organs bezeichnet wird, etwa die Hirn- oder wie hier die Nebennierenrinde) und dem griechischen *stereós* für »starr, hart, fest«.

12 Blutgefäßknäuelchen der Nebennierenrinde. Vom neulateinischen *glomerulus,* Verkleinerungsform von *glomus* (»Knäuel«).

13 Strangartig angeordnete, relativ große Zellen der Nebennierenrinde. Vom lateinischen *fasciculus* für »Strang«.

14 Das Wortbildungselement »Gluc(o)-« bedeutet »Traubenzucker enthaltend«, vom griechischen *glykýs* für »süß«.

15 Netzförmig angeordnete kleine Zellen der Nebennierenrinde. Vom lateinischen *reticulum* für »Netz«.

16 Vom griechischen Wort *nekrós* für »Leichnam«. Das Wortbil-

dungselement »Nekro-« hat unter anderem die Bedeutung »Absterben von Gewebe« wie in dem Wort »Nekrose«.

17 *Leukozytose:* Vermehrung der weißen Blutkörperchen bei den meisten infektiösen Prozessen. *Lymphopenie:* krankhafte Verminderung der Lymphozyten, der kleinsten weißen Blutkörperchen. *Eosinopenie:* abnormer Schwund der eosinophilen (mit rotem Farbstoff färbbaren) weißen Blutkörperchen. *Polyglobulie:* Rotblütigkeit, auch »Polyzythämie« genannt.

18 Das griechische Präfix *epi* (»zusätzlich«) steht hier für die Phänomene, die außer den Vorgängen und Inhalten der Genetik geschehen.

19 Auch DNS, Abkürzung für Desoxyribonukleinsäure, englisch *desoxyribonucleic acid,* ein in allen Lebewesen und in DNA-Viren vorkommendes Biomolekül, Trägerin der Erbinformation bzw. des genetischen Codes.

20 Vom griechischen Wort *anámnēsis* für »Erinnerung«.

21 Diese Antikörper heißen im heutigen Sprachgebrauch »Immunglobuline«, international auch »Immunoglobulin«.

22 MRSA steht für »Methicillin-resistente Staphylococcus aureus«. Damit sind Bakterien gemeint, die Abwehrmechanismen gegen Antibiotika wie Methicillin bzw. Oxacillin entwickelt haben und daher nur schwer zu behandeln sind.

23 Die griechischen Wörter sind *állos* (»anderer«) und *érgon* (»Arbeit, Werk«).

24 Von den lateinischen Wörtern *progressus* für »fortgeschritten« und *vicarius* für »stellvertretend« und »Stellvertreter«.

25 Von den griechischen Wörtern *kínēsis* für »Bewegung« und *lógos* für »das Sprechen, Rede, Wort, Vernunft«. Das Wortbildungselement »-logie« steht für »Lehre, Kunde, Wissenschaft«.

26 Vom lateinischen *putridus* für »faulig«.

27 Eubiose: gebildet aus den griechischen Wörtern *eu* (Präfix mit der Bedeutung »schön, wohl, gut, reich«) und *bíos* für »Leben«. Dysbiose: vom griechischen Präfix *dys* mit der Bedeutung »abweichend von der Norm, übel, schlecht, krankhaft«.

28 Unter »Symbionten« versteht man Organismen, die zum gegenseitigen Nutzen zusammenleben (in einer Symbiose) und die in ihrer systematischen Stellung meist weit voneinander entfernt stehen. Vom griechischen Präfix *sýn* mit der Bedeutung »mit, zusammen, gleichzeitig mit, gemeinsam«.

29 Vom lateinischen *lac*, Genitiv *lactis*, für »Milch«.

30 Vom lateinischen *bifidus* für »in zwei Teile gespalten«.

31 Candida albicans ist ein Hefepilz und der häufigste Erreger der Kandidose (auch »Soor« oder bei Babys »Windelpilz« genannt). Von den lateinischen Wörtern *candida* für »die (Schnee-)Weiße« und *albicare* für »weiß sein«.

32 Mykosen sind von niederen Pilzen hervorgerufene Krankheiten. Vom griechischen Wort *mýkes* für »Pilz«.

33 Vom griechischen *koiliakós* für »an der Verdauung leidend« (zu *koilía* für »Bauchhöhle«).

34 Vom englischen gleichbedeutenden *sprue*.

35 Von den griechischen Wörtern *psyché* für »Seele, Seelenleben, Gemüt« und *sõma* für »Körper«.

36 Von den lateinischen Wörtern *caro*, Genitiv *carnis*, für »Fleisch« und *vorare* für »gierig fressen«.

37 Vom lateinischen *vegetare* für »beleben, ermuntern, erregen«, zu *vegetus* für »kräftig, lebhaft«.

38 Vom lateinischen *omnis* für »alle, jeder, ganz, lauter, nichts als« und wieder *vorare* für »gierig fressen«.

39 Gebildet aus den lateinischen Wörtern *sus* für »Schwein« und *toxicum* für »Gift« (nach Hans-Heinrich Reckeweg, dem Begründer der sogenannten Homotoxikologie).

40 Vom lateinischen *colostrum* für »Biestmilch, erste Milch nach dem Kalben«.

41 Vom griechischen *áleuron* für »Weizenmehl«.

42 »Imidazol« ist ein Kunstwort für eine bestimmte chemische Verbindung.

43 Die Wörter »Stress« und »Burn-out«, auch »Burnout«, stammen aus dem Englischen. Ersteres heißt so viel wie »Druck, Anspan-

nung«, Letzteres »Ausgebrannt-Sein« im Sinne einer völligen
Erschöpfung.

44 Dieses Beispiel findet man mehrfach im Internet, siehe etwa
http://jetzt.sueddeutsche.de/texte/anzeigen/383899.
(zuletzt aufgerufen am 3.4.2012)

45 Vom lateinischen *(circulus) meridianus* für »Äquator«, eigentlich
»Mittagslinie, Verbindung aller Orte, die gleichzeitig Mittag haben«, zu *meridies* für »Mittag, Süden«.

46 Ausbuchtungen eines Hohlorgans, vom lateinischen *diverticu-
lum* für »Abweg, Seitenweg, Abweichung«.

47 Nach den Professoren H. P. F. Schulz (1853–1932), Pharmakolo-
ge, und Rudolf Arndt (1835–1900), Psychiater und Hochschul-
lehrer.

48 Vom griechischen Wort *ózon* für »das Duftende«.

49 Im Griechischen *homoiopátheia*. Gebildet aus den griechischen
Wörtern *homoios* für »gleichartig, ähnlich«, und *patheia* für »Leiden«.

50 Vom lateinischen *similis* für »ähnlich«.

51 Vom griechischen *állos* für »anderer«.

52 Vom lateinischen *potentia* für »Macht, Vermögen, Fähigkeit«.

53 Das D steht für das lateinische Wort *decem* (»zehn«), weil immer
im Verhältnis 1 zu 10 verdünnt wird. Bei den sogenannten C-
Potenzen wird im Verhältnis 1 zu 100 verdünnt (vom lateinischen
centum für »hundert«).

54 Vom lateinischen *(h)umor* für »Flüssigkeit, Feuchtigkeit«.

55 Vom griechischen *hýpnos* für »Schlaf«.

56 Das »Kieler Amalgam-Gutachten von 1997« ist eine wichtige ju-
ristische Grundlage zur Beurteilung der Auswirkungen von Amalgamplomben, siehe www.toxcenter.de/artikel/Kieler-Amalgam-
gutachten.pdf. (zuletzt aufgerufen am 3.4.2012)

Joachim Bernd Vollmer

Die heilsame Leber- und Gallenreinigung

Basis Ihrer Gesundheit

Alles über die sensationell wirksame Leber-Galle-Entgiftung: Kein Organ ist stärker belastet als die Leber. Eine gezielte Entgiftung kann da Wunder wirken – nicht nur bei chronischen Erkrankungen wie Bluthochdruck oder Rheuma, sondern auch bei Beschwerden wie Hauterkrankungen oder Schlafstörungen. Da Galle und Leber ein System bilden, müssen bei einer Heilkur immer beide Organe berücksichtigt werden. Der erfahrene Heilpraktiker Joachim B. Vollmer stellt leicht nachvollziehbar individuelle Wege der Entgiftung dar und bietet verlässliche Hilfe zur Selbsthilfe.

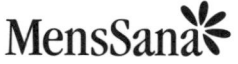